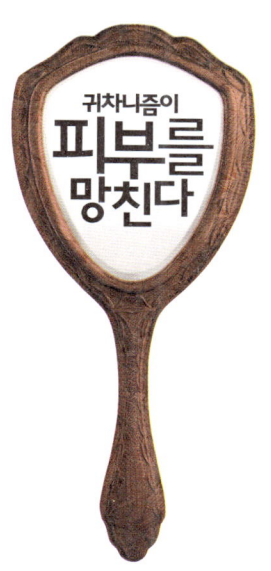

귀차니즘이
피부를 망친다

2012년 8월 14일 초판 1쇄 발행
2012년 11월 15일 초판 2쇄 발행

지은이 | 이윤경
펴낸이 | 이종춘
펴낸곳 | BM 성안당
주   소 | 경기도 파주시 문발로 112
전   화 | 031-955-0511
팩   스 | 031-955-0510
등   록 | 1973. 2. 1. 제13-12호
홈페이지 | www.cyber.co.kr

ISBN 978-89-315-7603-0
정가 13,000원

이 책을 만든 사람들
편집 · 진행 | 김중락 · 김지숙
교정 | 신정진
표지 디자인 | 디박스
본문 디자인 | 나미진 · 봉선화
일러스트 | 정미정
홍보 | 최고운
제작 | 구본철

Copyright ⓒ 2012 by Sungandang Company All rights reserved.
First edition Printed 2012. Printed in Korea.

이 책의 어느 부분도 저작권자나 BM 성안당 발행인의 승인 문서 없이 일부 또는 전부를
사진 복사나 디스크 복사 및 기타 정보 재생 시스템을 비롯하여 현재 알려지거나 향후 발명될
어떤 전기적, 기계적 또는 다른 수단을 통해 복사, 재생하거나 이용할 수 없음.

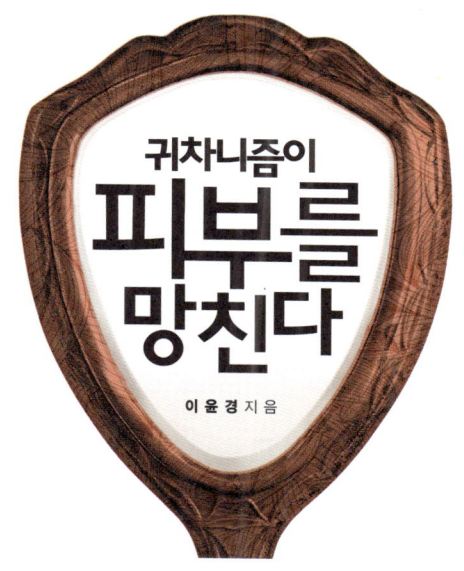

귀차니즘이 피부를 망친다

이윤경 지음

생활습관으로 잡아주는 셀프 피부 관리법

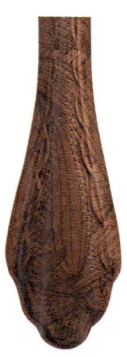

BM 성안당

● 머리말

"어쩜, 이렇게 피부가 좋으세요. 어떻게 관리하시나요?"

처음 만난 자리, 조금은 서먹한 분위기에서도 이 말을 화두로 꺼내면 어느새 반나절이 훌쩍 넘도록 이야기를 나누고, 서로의 비방 한두 가지씩은 챙겨 헤어질 정도로 여자들에게 깔끔한 피부는 공통의 관심사입니다. 더욱이 '피부가 참 좋다.'라는 말은 단순히 피부 상태가 좋다는 것뿐만 아니라 그 사람의 라이프스타일, 삶의 질 등 여러 가지를 대변해 줍니다. 즉, 이제 피부는 아름다운 여성들의 강력한 경쟁력이 되었습니다. 누구나 부러워할 만큼 눈부신 피부를 유지하기 위해서는 타고난 유전적인 요인도 있지만, 피부에 좋은 라이프스타일을 실천하기 위해 꾸준히 노력해야 하기 때문입니다. 깨끗하고 매끈한 피부 결, 부기 없는 건강한 혈색은 몸속의 건강을 비춰 주며 균형 잡힌 신진대사를 보여 줍니다. 그러나 제아무리 타고난 피부 미인이래도 꾸준히 관리하는 습관이 몸에 배지 않는다면 세월 앞에 무릎을 꿇고 맙니다. 그러기에 '젊을 때 젊음을 가꾸고 유지하라.'는 말은 아무리 강조해도 지나치지 않은, 피부 관리에 있어 절대 명제입니다.

피부 관리는 건강한 삶을 위해 꼭 필요한 지혜임에도 불구하고 사치스러운 행위로 치부되곤 하는데, 비싼 화장품을 써야 한다거나 피부 관리실 등을 이용해야 한다고 생각하기 때문이 아닐까 합니다. 더구나 화장품이 독이라느니, 사용할수록 오히려 피부를 노화시키고 병을 유발한다는 등의 혼돈을 주는 의견들이 피부 관리를 망설이게 합니다. 아무리 좋은 음식도 약도 지나치면 독이 되며, 어떻게 어떤 방법으로 섭취하느냐에 따라 효과가 달라질 수 있습니다. 중간의 복잡한 과정이나 개인의 상태를 고려하지 않고 결과만을 가지고 약인지, 독인지를 논하는 것은 위험한 논리입니다. 예를 들어 우리 생활의 필수품인 옷도 오히려 건강을 해치거나 탈이 나게 할 수 있습니다. 이것은 옷 자체의 문제라기보다 너무 작은 사이즈의 옷을 입어 신체의 흐름을 방해하거나 때와 장소에 적절하지 못한 옷을 입어 곤란을 겪는 경우가 되겠지요. 그렇다고 해서 '옷은 해로운 것이니 아예 입지 말자.'라는 극단적인 판단은 도움이 되지 않습니다. 마찬가지로, 화장품 역시 남들이 다 쓴다거나 남들이 좋다고 해서 무조건 사용하기보다는 먼저 나의 피부 타입을 체크한 뒤 그에 맞는 것을 현명하게 선택해야 합니다. 더불어 중요한 것은 '어떻게 관리를 하느냐.'입니다. 세수를 어떻게 하는지, 화장품을 바를 때 어떤 방향으로 쓸어 올리면서 발라야 하는지 등을 따져 관리하는 작은 습관이 피부의 운명을 바꿉니다.

이 책에는 얼굴 피부뿐 아니라 건강하고 탄력 있는 머리카락을 책임지는 두피, 얼굴과 보디를 연결하는 목, 탄력 있는 바스트, 날씬한 허리선과 허벅지, 부드럽고 고운 손과 발을 가질 수 있게 하는 작은 습관들이 담겨 있습니다. 더불어 여성의 인생에서 가장 드라마틱하게 피부와 몸매의 변화가 생기는 임신과 출산의 시기에 더욱 신경 써서 관리해야 하는 부분에 대한 설명도 잊지 않았습니다. 또한 혼자만 아름다워질 것이 아니라 옆에 있는 남편이나 남자 친구의 피부도 함께 관리할 수 있도록 작은 조언도 덧붙였습니다.

남이 해주는 것이 아니라 스스로 습관처럼 하는 스킨케어는 즐거움이 큽니다. 이 책이 화장품을 선택하는 데 혼란을 주기보다 사랑하는 나의 피부를 이해하고 꼭 필요한 화장품을 선택하여 잘 바르는 올바른 습관을 기르는 데 도움이 되길 바랍니다.

끝으로, 혼란스러울 때마다 '무엇이 되느냐가 아니라 무엇을 얼마나 열정적으로 즐기면서 하는지가 더 중요하다.'는 말씀을 속삭이시는 故 자크 쿠르텡 클라란스 회장님과 늘 든든한 후원자인 사랑하는 가족, 포지티브 에너지의 근원 양혜라 과장님, 그리고 원고를 읽고 편집 작업을 진행하면서 자신의 스킨케어 습관을 기꺼이 바꾸었던 성안당의 김지숙님, 예쁜 그림을 그려 주신 일러스트레이터에게 감사드립니다.

이윤경

● 추천의 글 1

　늘 많은 시간을 실험실에서 보내며 피부 세포의 기능과 생리를 관찰하고 연구해 온 저에게 '스킨케어'라는 용어는 매우 흥미로운 것일 수밖에 없습니다. 종이 한 장 두께의 아주 얇은 피부 조직 안에서 서로 유기적으로 협동하고 커뮤니케이션하며 외부의 신호에 대응하여 싸우고 새로운 생명을 잉태하는 피부 세포들의 모습은 마치 오케스트라의 장엄한 연주같이 느껴지기도 합니다. 그러기에 피부의 외면에서 보이는 현상들을 한 가지 원인으로 단순히 진단하거나 판단할 수 없습니다. 왜냐하면 피부는 우리가 평생 살아가면서 매일매일 만지고 느끼고 눈으로 볼 수 있는 가장 큰 기관이며 동시에 내부의 많은 장기들과 단단히 연결되어 그들의 상태를 보여 주는 창이기 때문입니다. 그런데 피부의 이러한 진면목을 알지 못한 채 단순히 겉으로 보이는 아름다움을 위해 결점을 커버하고 수정하는 데 치중하거나, 노화를 방지하고 외부 환경에 적응하기 힘든 피부를 도와주는 화장품을 현명하게 이용하지 못하는 사람들을 볼 때면 무척 안타깝습니다. 서로 각자 다른 역할을 완벽히 수행하면서 협력하고 살아가는 피부 안의 많은 세포들처럼, 우리의 피부를 케어하는 데에도 여러 가지 도움이 필요합니다. 균형 잡힌 식습관과 건강한 신진대사를 돕는 운동, 피부 고민을 해결해 주는 효과적이고 부드러운 화장품과 그것들을 올바르게 사용하는 방법 그리고 꾸준히 관리하는 좋은 습관, 이런것들이 없다면 아무리 훌륭한 마사지와 비싼 화장품으로 피부 관리실에서 관리를 받는다고 해도 그 효과가 오래갈 수 없습니다. 이 책에서는 피부 관리란 비싼 화장품을 쓰거나 남의 손에 맡기는 것이 아니라 우리 스스로가 올바른 피부 관리의 습관을 꾸준히 실천하는 것임을 알려 주고 있습니다. 또 일반인들이 피부 관리를 보다 쉽고 꾸준하게 실천할 수 있도록 스킨케어에 대한 모든 것을 아주 쉽고도 맛깔나게 이야기하고 있습니다. 따라서 이 책이 화장품 업계의 전문가는 물론 일반인들이 자신의 피부를 정확하게 이해하고 자기에게 꼭 필요한 화장품만을 선택하여 올바른 피부 관리 습관을 가질 수 있도록 하는 아주 훌륭한 지침서가 될 것으로 믿어 의심치 않습니다.

— 안성관 (건국대학교 생물공학과/향장학과 교수)

    모든 여성이 잘 알고 있는 듯하면서도 정작 잘 모르는 것이 내 피부에 관한 것입니다. 십여 년간 잡지 에디터로서 각종 뷰티 기사를 진행하면서 절실히 깨달은 게 있다면 전문가의 중요성과 그럼에도 불구하고 건강과 뷰티에 절대적인 진리는 없다는 것이었습니다. 그렇다면 가장 중요한 것은 무엇일까요? 무엇이 옳고 그르다에 대한 뿌리 깊은 편견이 아닌, 자신의 피부와 태생적인 조건을 깨닫고 공부하는 자세가 아닐까 합니다. 그러다 보면 누구나 자신에게 가장 잘 맞는 방법을 발견하고 이를 통해 명품 피부로 가꿀 수 있습니다. 이윤경님의 『귀차니즘이 피부를 망친다』에는 그동안 제가 그토록 찾았던 모든 것이 담겨 있습니다. 앞서 얘기했던 신뢰할 수 있는 전문가도 만날 수 있지만 우리의 피부에 대해 스스로 공부할 수 있도록 방대한 지식들을 알기 쉽게 설명해 놓았습니다. 자칫 딱딱하게 느껴질 수 있는 스킨케어에 관한 이야기들을 마치 옆에서 친한 언니가 조곤조곤한 말투로 얘기해 주는 듯 친절하게 적어 놓았다는 것도 이 책의 장점 중 하나입니다. 피부는 물론 보디라인과 임산부의 피부 관리, 게다가 남자 피부와 헤어에 이르기까지 뷰티에 관한 모든 것을 총망라한 이 책을 통해 여러분도 이제껏 몰랐던 스킨케어의 진실에 한 걸음 더 다가가기를 바랍니다.

— 남윤희 (애비뉴엘 편집장)

● 추천의 글 2

이 책에서 콕 집어 주고 있는 가장 중요한 사항은 집에서 매일매일 누구나 할 수 있는 습관의 중요성이다. 페이스 케어를 위한 매일의 습관, 보디 케어를 위한 매일의 습관, 남성 케어, 헤어 케어를 위한 매일의 습관, 거기다가 임산부들이 놓치기 쉬운 매일의 습관까지 자세하고 꼼꼼하게 알려 주고 있다. 이 책은 '작은 차이가 명품을 만든다.'라는 문구가 생각나게 하는 책이다. 내 생활 속 작은 습관의 변화가 피부에 미치는 궁극적인 영향이 어디까지인지를 알고 싶다면 이 책을 읽으라고 권해 주고 싶다. 지난 20여 년간 화장품 회사에 근무하면서 접했던 화장품에 관한 지식들, 매월 신제품 홍보 자료를 만들면서 고민했던 부분들에 대한 내용이 일목요연하게 정리되어 화장품 회사의 교육 담당자 혹은 마케팅 담당자들의 필독 도서로서도 손색이 없다. 아는 것에 그치지 않고 이 책에서 강조하고 있는 생활의 습관을 꼭 실천해야겠다는 다짐을 하면서 책을 덮게 된다.

— 박남희 (와나코 코리아 사장)

직업이 뷰티 디렉터이다 보니 주변 사람들에게 늘 수많은 질문을 받는다.
"어떤 에센스가 좋아?" "뾰루지가 났는데 어떤 피부과에 가야 할까?" "다이어트 하려는데 운동이 좋을까 한약이 좋을까?" 등. 아마도 매달 많은 양의 뷰티 칼럼을 쓰니 자연스레 뷰티에 관한 모든 것을 알고 있는 척척박사쯤으로 생각하나 보다. 그런 뷰티 디렉터에게도 분명 과외 선생님은 있다. 어떻게 보면, 어떤 과외 선생님을 두느냐에 따라 그달 그달 칼럼의 질이 풍부해질 수도, 형편없어질 수도 있다. 나에겐 크리스찬 디올 이윤경

부장이 그런 존재이다. 스킨케어 칼럼에 관한 인터뷰로 시작된 우리의 인연은 그 이후로 뷰티 디렉터와 코즈메틱 브랜드 교육팀 부장의 관계, 혹은 인터뷰어와 인터뷰이의 관계라기보다는 과외 선생님과 학생의 관계로 발전했다. 어떠한 주제를 가지고 찾아가도 그녀는 기본부터 차근차근 쉽게 가르쳐 준다. 학생이 다 이해했을 즈음에는 보다 심도 있는 내용으로 학생의 능력을 향상시켜 주는 것 또한 잊지 않는다. 나는 늘 그녀와의 인터뷰가 있는 날에는 사무실에 바로 돌아와 그날 배운 모든 내용을 바로 원고로 쓰려고 하는 편이다. 뷰티에 관한 지식을 전달하는 그녀만의 노하우, 이야기를 풀어 가는 그녀만의 방식까지도 독자들에게 생생하게 전달하고 싶기 때문이다. 그럼에도 불구하고 그녀가 가지고 있는 방대한 양의 뷰티 지식을 잡지의 좁은 지면에 다 풀 수 없음이 늘 아쉬웠는데, 이렇게 그녀가 쓴 스킨케어에 관한 책을 받아 보니 이제야 속이 다 시원하다. 스킨케어에 관한 대부분의 내용을 요목조목 다룬 것도 주목할 점이지만, 최근 과학자들만이 이해할 법한 어렵고 심각한 자료들로 범람하는 코즈메틱 인더스트리 한가운데서 기본부터 차근차근, 하나하나 되짚어 가며 피부에 대한 이야기를 풀어 나가는 방식은 오히려 신선하게 다가온다. 나만의 과외 선생님일 줄 알았던 그녀를 많은 이들에게 빼앗긴 듯한 아쉬움은 무엇으로도 달랠 수 없겠지만, 피부에 대해, 뷰티에 대해 좀 더 많은 것을 알고 싶은 이들이 뷰티 디렉터 이상의 지식을 쌓길 바란다.

— 이지나 (뷰티 디렉터, W Korea 차장)

Contents

- 셀프 피부 마사지
- 아름다운 피부를 만들기 위한 35가지 생활 수칙
- 내 피부 나이는 몇 살일까?

PART 1

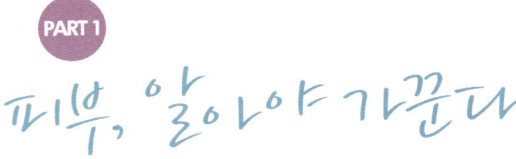
피부, 알아야 가꾼다

Golden Rule 01 아는 것이 힘 30
피부는 놀라운 기관(wonder organ) 30
피지 분비량으로 결정되는 '피부 타입' 32
내 피부는 건성일까, 지성일까? 33
내 피부 타입 제대로 알고 관리하기 34
수분 테스트하기 35

Golden Rule 02 관리하고 있나요? 36
나를 표현하는 창, 피부 36
아름다운 피부를 가꾸기 위한 5가지 생활 수칙! 37

클렌징, 피부 관리의 첫 단추

Golden Rule 03 피부 관리의 기본 44
클렌징의 시작 44
이중 세안을 매번 꼭 해야 하나요? 44
신기한 클렌징 원리 '계면 활성제(Surfactant)' 45
약산성 클렌저의 장단점 46
스크럽제가 함유된 클렌징 폼 46

Golden Rule 04 피부 미인 되는 클렌징법 48
클렌징의 핵심! "자극하지 마세요" 48
아이 메이크업 지우기 51
눈썹 지우기 52
입술 지우기 52
피부 타입별 메이크업 지우기 52
아푸아푸 세안하기 54
두꺼운 메이크업은 이중 세안으로 지우기 54
아침 & 저녁 클렌징 56

Golden Rule 05 피부 노화를 막는 딥 클렌징 57
피부가 전과 같지 않다면 딥 클렌징부터 하기 57
자극 없이 부드럽게 딥 클렌징 하기 58
딥 클렌징의 종류 59

Golden Rule 06 아~하! 클레오파트라의 비단결 같은 피부 비결, AHA 61
AHA, 이렇게 바르세요 62
AHA, 집에서도 구할 수 있어요 62

데일리 케어 *PART 3*

Golden Rule 07 매일매일 예뻐지는 기초 공사 66
토닝 로션 67

Golden Rule 08 노화를 정지시키는 아이 케어 68
눈가 피부를 관리하는 3가지 규칙 68
아이 제품 바르기 70
눈 밑에 bag? '아이 백' 70

Golden Rule 09 피부 고민의 해결사 에센스 72
에센스 제대로 바르기 72
대표적인 5가지 에센스의 종류 및 효과 73
25세, 꺾어진 50… 안티에이징 화장품을 발라야 하나요? 74

Golden Rule 10 데이 로션과 크림 & 나이트 로션과 크림 76
로션·크림 바르기 76
데이와 나이트 케어 구분하기 77
에센스 3개+로션+영양 크림? 77

Golden Rule 11 피지 분비가 거의 없는 연약한 입술을 위한 립 케어 79
팔자까지 풀리는 입가의 팔자 주름 펴기 80

Golden Rule 12 피부 노화의 주범 자외선을 차단하자 81
UVA와 UVB 81
SPF 지수를 보고 차단제를 고르지 말 것 82
자외선 차단제 바르기 84
자외선 차단제의 성분 85
자외선 차단제를 바르게 사용하는 6가지 방법 86

Golden Rule 13 1000만 화소 카메라 앞에서 당당하라! 모공 케어 89
Before Big Pore, 커지기 전에 잡자! 89
After Big Pore, 이미 커진 모공은 리프팅에 중점 두기 91

Golden Rule 14 CD에 가려지는 작은 얼굴을 만들자 92
동양인은 큰 바위 얼굴? 93
얼굴을 작게 만들려면 생활 습관부터 바꾸자 94

마사지와 팩, 인텐시브 위클리 케어 PART 4

Golden Rule 15 매일매일 아름다운 피부를 가꾸는 셀프 마사지 98
오일로 하는 마사지 98
크림 타입으로 하는 마사지 99

Golden Rule 16 피부 기능을 활성화시키는 팩과 친해지자 101

팩의 효과를 끌어올리는 방법 101
피부 관리에서의 수학 공식 102
일주일에 두 번, 한 달에 한 통은 팩의 기본 102

Golden Rule 17 피부 타입에 알맞은 팩을 선택하자 104

심하게 땅기고 건조한 피부를 위한 '수분 팩' 104
지성 피부를 위한 '청정 퓨리파잉 팩'과 '수분 팩' 105
복합성 피부를 위한 '퓨리화잉 팩'과 '수분 팩' 106
맑고 투명한 피부 톤을 위한 '화이트닝 팩' 107
처지고 탄력이 떨어진 피부를 위한 '탄력 팩' 109
매혹적인 눈매를 위한 '아이 팩' 110
소중한 내 얼굴을 위한 주간 팩 스케줄 111

만지고 싶은 S라인

Golden Rule 18 얼굴만큼 중요한 보디 케어 114

보디 피부, 얼굴의 1/5만큼이라도 관리하자 114
보디 피부는 옷장에 넣어 두는 여름옷이 아니다 115

Golden Rule 19 보디 케어의 기본 117

진짜 미인이라면 속옷보다 속살을 더 챙겨라, '스크럽' 118
피부에 도움 안 되는 때밀이 수건과 목욕 문화 없애기 118
뜨거운 물과 사우나에서 피부를 살리는 방법 119

Golden Rule 20 몸이 원하는 보디 케어 120
촉촉하고 매끄러운 보디 만들기 120
탱탱한 피부를 위한 슬리밍 121

Golden Rule 21 울퉁불퉁 셀룰라이트를 제거하자 122
셀룰라이트가 뭘까? 123
셀룰라이트는 대체 왜 생기는 걸까? 123
슬리밍에는 지방 세포와 함께 부종 관리가 필수! 123
셀룰라이트 없애기 125

Golden Rule 22 보디 케어 1 : 목부터 가슴까지 127
얼굴을 환하게 만드는 넥 케어 127
주름 없는 예쁜 목을 만드는 4가지 습관 128
탄력 있는 가슴을 만드는 바스트 케어 130
예쁜 바스트를 위한 3가지 좋은 습관 131
매력적인 바스트를 위한 올바른 자세와 운동 132

Golden Rule 23 보디 케어 2 : 허리부터 허벅지까지 133
군살 없이 잘록한 허리선 만들기 133
엉덩이가 네 짝이라고? 134
쭉 뻗은 예쁜 허벅지 만들기 135

Golden Rule 24 보디 케어 3 : 손과 발 137
예쁘고 보드라운 손 가꾸기 137
발끝까지 부드러운 발 가꾸기 138

상쾌한 두피와 탄력 있는 머리카락

Golden Rule 25 스킨케어만큼 중요한 두피 케어 142
두피도 피부다 142
머리카락은 건성, 두피는 지성? 143
머릿결이 나빠지는 원인 143

Golden Rule 26 두피와 모발 따로 관리하기 145
두피와 모발 상태 체크하기 145
샴푸(Shampoo) 146
린스(Rinse) 146
컨디셔너와 양모제 147
털갈이 기간? 148

Golden Rule 27 매일매일 제대로 감고 관리하기 149
두피와 머리카락 나누어서 샴푸하기 149
두피용인지 모발용인지 확인하고 린스 하기 150
올바른 방법으로 드라이하기 150

Golden Rule 28 두피 상태에 따른 관리 방법 152
끈적이는 지성 두피 케어하기 152
기름진 두피, 이것만은 꼭 주의하세요! 153
푸석한 건성 두피 케어하기 154
푸석한 두피, 이것만은 꼭 주의하세요! 154

비듬 없는 두피 만들기 154
끝이 갈라지고 손상된 모발 관리하기 156
손상 모발 관리 수칙 5가지 156

Golden Rule 29 머리에 관한 진실 혹은 거짓! 158

임신과 출산, 여성의 인생에서 가장 아름다운 시간의 피부 관리

Golden Rule 30 배 속의 아기를 위해 준비하자 164
엄마 몸이 편안해야 해요 164
임신부를 위한 피부 관리 165
임신하면 화장품을 끊어야 하나요? 166

Golden Rule 31 임신 초기~5개월 168
각질 케어하기 168
일상생활 속 좋은 습관 4가지 169
살이 트지 않도록 예방하기 170
살은 왜 트는 걸까? 171

Golden Rule 32 임신 6개월~10개월 172
살이 트는 것을 적극적으로 방지하는 케어 173
부종 케어 173
일상생활 속 좋은 습관 3가지 175

Golden Rule 33 출산 후 177
산후 조리, 정말 중요한 건 이제부터! 177
늘어진 뱃살 없애기 178
일주일에 두 번 각질 제거하기 179
슬리밍 케어 179
탄력, 리프팅 케어 179
안티에이징 케어 180
바스트 케어 180

내 남자 동안(童顔) 피부 만들기

Golden Rule 34 남자의 피부도 시간을 잡지는 못한다 184
누구도 '노화'를 피할 순 없어요 184
내 남자를 위한 스킨케어 8가지 185

Golden Rule 35 성격은 둥글둥글한데, 피부는 민감한 남자의 고민 186
클렌징 제품 다시 보기 186
민감성 팩 하기 186

보습제 충분히 바르기 187
자외선 차단제 바르기 187
딥 클렌징 하기 187

Golden Rule 36 마음은 비단결인데, 수염이 까칠한 남자의 고민 188
미세한 거품과 땅김이 없는 셰이빙 폼 고르기 188
애프터 셰이브 바르기 189
딥 클렌징 잘하기 189

Golden Rule 37 마음은 10대인데, 피부는 50대인 남자의 고민 190
늘 피곤해 보이는 남자 190
눈 밑의 bag 191
탄력 에센스와 팩 하기 192
자외선 차단제 바르기 192

🌸 셀프 피부 마사지

혹시 피부 관리실에서만 마사지를 받을 수 있다고 생각하시나요? 내 '손'만 잘 이용하면 집에서도 얼마든지 관리할 수 있답니다. 주말이라고 새벽까지 놀고 느긋하게 늦잠까지 자버리면 만사가 귀찮아 마냥 뒹굴거리게 됩니다. 그래도 현명한 당신이라면 그 시간 중 30분만이라도 나를 위해 투자할 수 있겠죠? 굳이 비싼 돈을 들이지 않아도 얼마든지 관리받은 티를 낼 수 있답니다.

★ 오일 or 크림 도포
오일이나 크림을 손바닥에 적당량을 덜어 부드럽게 비벼 덥힌다. 눈가를 피해서 이마, 볼, 턱, 코에 부드럽게 바르고 눌러 준다.

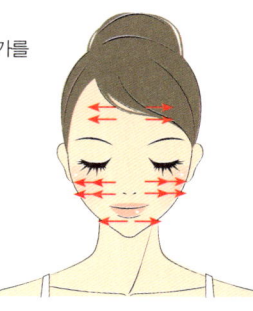

★ 이마
양손의 약지, 중지, 검지의 세 손가락의 마디를 서로 밀착시키고 가볍게 힘을 빼서 마사지한다. 이때 이마를 가로로 3등분하여 중앙에서 바깥쪽으로 나선형을 그리면서 마사지한다.

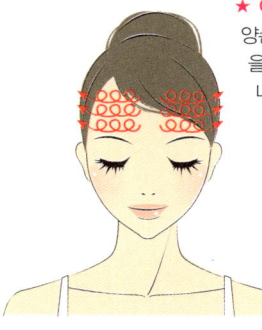

★ 눈 (미간 주름 펴기 & 눈가 환하게 하기)
미간을 대각선 모양으로 X 자를 그리며 마사지한다. 미간에서 시작하여 눈썹 끝으로 부드럽게 쓸어 준다. 눈가를 환하게 하기 위해서 같은 방법으로 눈 아래 다크서클 부분을 원을 그리면서 바깥으로 쓸어 준다.

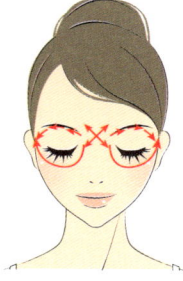

★ 볼

1 볼을 가로로 3등분하여 위쪽부터 나선형으로 귀쪽으로 마사지하며 끌어올린다.

2 볼을 가로로 3등분하여 위쪽부터 손끝으로 살짝 꼬집어 자극한다.

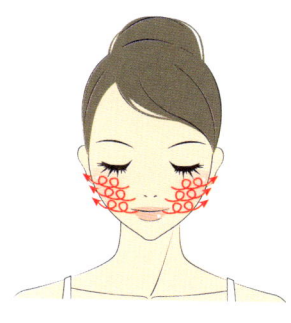
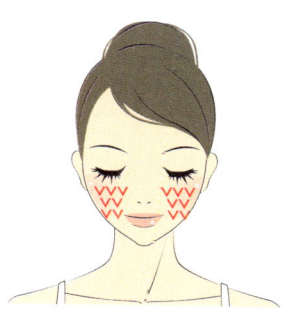

★ 코

콧대와 콧방울을 위아래로 가볍게 쓸어내리고, 쓸어 올린다.

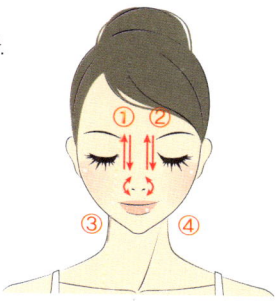

★ 입

1 입 주변을 시계 방향으로 원을 그리며 쓸어 준다. 역시 같은 방법으로 시계 반대 방향으로 원을 그리며 쓸어 준다.

2 팔자 주름을 방지하기 위해 입가를 위아래로 쓸어 준다.

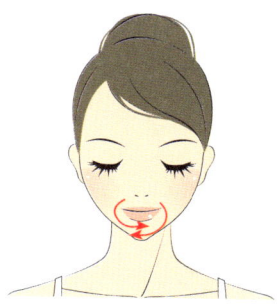
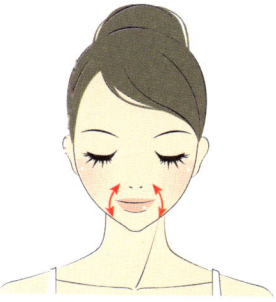

3 입가를 3등분하여 위쪽부터 중앙에서 바깥쪽으로 쓸어 주는 것도 팔자 주름을 방지하는 방법이다.

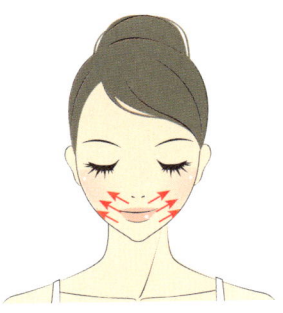

4 심술주머니를 풀기 위하여 입가의 볼을 작은 원 모양으로 반죽한다.

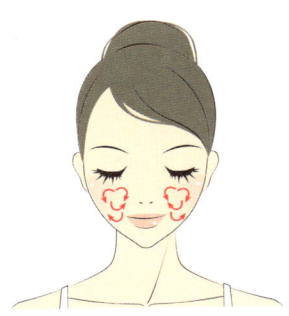

★ 턱

1 턱의 긴장을 풀어 주기 위해 왼쪽에서 오른쪽으로, 오른쪽에서 왼쪽으로 나선형을 그리며 위쪽으로 쓸어 올린다.

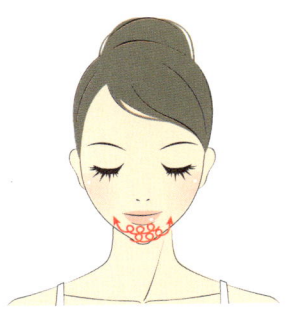

2 사각턱을 풀어 주기 위해 턱의 각진 부분을 4등분하여 볼 안쪽에서 바깥쪽으로 쓸어 준다. 위아래로 쓸어 올렸다 쓸어내린다.

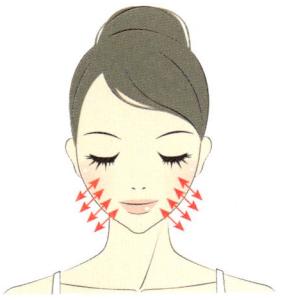

3 사각턱을 풀어 주기 위해 얼굴을 중심으로 코를 향해서 쓸어 올리고, 턱을 향해서 쓸어내린다.

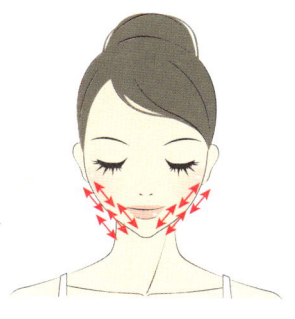

4 얼굴선을 갸름하게 하기 위해 턱을 중심으로 양쪽 귀를 향해서 나선형으로 끌어올린다. 3~5회 반복한다.

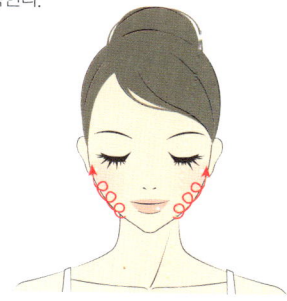

★ 목

1 얼굴 라인의 부종을 없애기 위해 양쪽 귀에서 시작하여 목, 쇄골뼈까지 손바닥을 밀착하여 가볍게 쓸어내린다. 3회 반복한다.

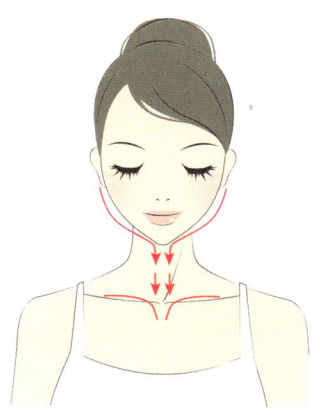

2 목에 손바닥을 밀착시키고, 목 중앙부터 라인을 따라 가볍게 쓸어내려 얼굴의 독소를 빼 준다.

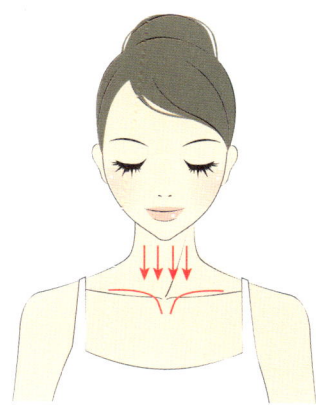

아름다운 피부를 만들기 위한 35가지 생활 수칙

1. 담배 연기는 맡지도, 연기가 피부에 닿지도 않게 하자. 폐에는 폐암을, 피부에는 노화를 부른다.
2. 수시로 물을 마시자. 무가당 주스에도 당분이, 믿고 마시는 건강 음료에도 방부제, 산도 조절제는 들어 있다.
3. 맨발로 다니면 발바닥이 거칠고 건조해진다. 집 안에서도 체온 유지와 부드러운 발을 위해 가벼운 양말을 신자.
4. 사우나의 뜨거운 물과 시원한 소금 찜질에 이별을 고할 수 없다면 곧바로 냉탕에 들어가자. 냉온 마사지를 함께 해서 몸에 긴장을 주자. 뜨거운 물속에서의 오랜 입욕은 혈관과 피부를 늘어뜨리고, 혈관이 늘어지면 피부는 노화된다.
5. 체지방의 연소는 우선 온몸의 열을 내는 것에서부터 시작한다. 열을 내고 땀을 흘리며 빠지는 살이 진짜 살이다. 뜨거운 사우나에 가만히 누워 흘리는 땀은 피부만 탈수시킨다.
6. 눈과 입술의 피부는 확연히 다르다. 따로 관리하도록 하자!
7. 각질이 많고 수분이 부족하면 파우더나 메이크업의 색소들이 쉽게 날아간다.
8. 잠자기 4시간 전에는 채소도 먹지 않는 것이 좋다. 신체의 모든 기관이 쉬기 위해 퇴근할 시간이다.
9. 3잔 이상의 커피는 숙면을 방해하고 치아를 누렇게 변색시킨다.
10. 과도한 냉방과 난방은 건강에 해롭고, 피부부터 건조하게 만들어 노화시킨다.
11. 아침에 눈을 뜨면 벌떡 일어나기 전에 누워서 간단한 스트레칭으로 팔과 다리 근육에 조심스럽게 시동을 걸자.
12. 알코올은 마지막 한 방울까지 밤새 불쌍한 간이 야근하며 분해시킨다. 일주일에 3회 이상의 음주는 간을 지치고 병들게 하여 얼굴에도 병색을 드리운다.
13. 휴일에는 늦잠을 자는 대신에 한 시간 일찍 잠자리에 든다.
14. 피부 표면이 번들거리는 것보다는 오랫동안 피부 속을 촉촉하게 해주는 보습제를 바른다.
15. 피부에 이상이 있으면 피부과에 가서 치료를 받는다.
16. SOS 진정 팩이 없다면 감자를 갈고, 알로에 등으로 팩을 한다. 그러나 적절한 팩이 있다면 팩을 사용하는 것이 좋다.
17. 트랜스 지방 0%라고 광고하는 과자를 믿지 마라. 100g의 0.5g 이하면 0이라고 표기한다. 200g짜리 대형 과자를 먹으면 약 1g의 트랜스 지방이 혈관에 축적되는 것이다.

18 과일이나 채소를 의식적으로 먹어라.

19 외출할 때는 자외선 차단제를 반드시 바른다. 일정 시간마다 차단제가 들어간 트윈 케이크나 콤팩트로 화장을 보정하고 차단력을 높이자.

20 여드름을 손으로 짜는 것은 피부만 뜯어내고 염증이 생기라고 재촉하는 것과 같다.

21 에너지가 가장 많이 사용되는 오후 시간을 위해서 세끼 식사 중 점심 식사는 만찬으로 즐기자.

22 라면 한 그릇에는 하루 필요한 염분이 다 들어 있다. 라면과 함께 김치까지 먹는다면 이틀간 소금 섭취는 금물이라는 사실을 명심한다!

23 선탠을 하거나 피부를 검게 그을린다는 것은 고운 피부에 굳은살을 만드는 것과 같다. 게다가 기미는 발바닥의 못과 같은 존재이다. 선탠을 하고자 한다면 피부의 젊음은 일단 포기하라.

24 선글라스는 렌즈가 큰 것을 착용하여 눈가의 기미까지 차단한다.

25 가습기는 목 건강을 위해서만 필요한 것이 아니다. 피부를 위해서도 반드시 필요하다.

26 불법으로 피부 성형이나 시술을 받지 않는다.

27 화장 도구는 수시로 소독한다.

28 피부 관리를 위해 일주일에 1시간 이상은 투자하라.

29 요일별로 팩과 각질 제거 스케줄을 짜서 화장대에 붙여 놓고 실천하자. 일주일의 팩 스케줄을 표로 만들어 붙여 놓고 O, X로 확인하라.

30 노화 방지와 맑은 피부를 위해서 비타민 C를 먹고, 머리카락을 위해서 아연을, 에너지를 위해서 마그네슘을, 뼈와 신경계를 위해서 칼슘을 섭취한다.

31 할 수 없이 태닝이 되었다면 그날 바로 화이트닝 케어를 한다. 방금 생긴 기미와 잡티는 그날 밤에 바로 지우는 것이 가장 효과적이다.

32 자외선이 뜨거운 것이라고 생각하지 말자. 추운 스키장 자외선도 피부를 노화시키기에는 부족함이 없다. 방심하지 말고 자외선 차단제를 꼼꼼히 바른다.

33 습관적으로 입꼬리를 올려 스마일 운동을 하자. 무표정한 입꼬리는 심술주머니를 만든다.

34 눈가 피부는 비비면 구겨지는 티슈 한 장 두께다.

35 운동은 하지 않고 단순히 굶는 다이어트는 지방이 아니라 근육만 없애, 결국 살이 찌는 체질로 만든다.

내 피부 나이는 몇 살일까?

물을 하루에 8잔 이상 마신다.	Yes -1	No +1
담배를 피운다.	Yes +2	No -1
종종 피곤해서 화장을 지우지 않고 잠이 들기도 한다.	Yes +1	No 0
집에 돌아오면 바로 양말을 벗고 맨발로 다닌다.	Yes +1	No -1
변비가 있다.	Yes +1	No 0
사우나를 좋아하고 자주 가는 편이다.	Yes +1	No 0
일주일에 1~2회 땀을 흘리는 운동을 한다.	Yes -1	No +1
운동보다는 안 먹고 살을 뺀 적이 있다.	Yes +1	No 0
항상 눈이나 어깨, 허리에 피로를 느낀다.	Yes +1	No -1
뽀드득 소리가 나도록 문질러 깨끗이 세안한다.	Yes +1	No -1
1년에 한두 번씩은 집중 피부 프로그램을 바른다.	Yes -1	No +1
일주일에 1~2회는 얼굴에 팩을 한다.	Yes -1	No +1
아이 제품과 립 케어 제품을 따로 챙겨 바른다.	Yes -1	No +1
화장이 쉽게 날아가는 편이다.	Yes +1	No 0
누워서 바로 잠들지 못할 때가 많다.	Yes +1	No -1
장애물이 없는 곳에서도 발에 걸려 자주 넘어지는 편이다.	Yes +1	No 0
외출할 때 반드시 자외선 차단제를 바른다.	Yes -2	No +2
일주일에 1~2회는 각질 제거를 한다.	Yes -1	No +1
뽀루지나 여드름이 생기면 손으로 짜거나 잡아 뜯는 습관이 있다.	Yes +1	No 0
하루에 3잔 이상 커피를 마신다.	Yes +1	No -1
끼니를 거르거나 편식을 한다.	Yes +1	No -1
바닥에 앉아 있으면 다리에 쥐가 잘 난다.	Yes +1	No 0
일주일에 3회 이상 술을 마신다.	Yes +2	No -1
하루 3시간 이상 햇볕에 노출한다.	Yes +2	No -1
최근 아침에 안색이 피곤해 보인다는 소리를 많이 듣는다.	Yes +1	No -1
아침에 눈을 뜨면 바로 일어나지 못한다.	Yes +1	No -1
비타민, 과일, 채소를 챙겨 먹는다.	Yes -1	No +1
피부 관리를 위해 일주일에 1시간 이상은 투자를 한다.	Yes -1	No +1
잘 때는 브래지어를 벗고 잔다.	Yes -1	No +1

● Result!

자신의 나이 - 숫자의 합계 = 피부 나이

-1 ~ -10
동안이라는 칭찬을 많이 듣는 당신! 피부도 신체도 건강하고 동안이 되는 습관을 잘 지키고 있습니다. 고가의 기능성 제품보다는 자신의 피부 타입과 고민에 맞는 화장품을 골라서 꾸준하게 피부 관리를 하기 바랍니다. 우리나라는 사계절이 있어서 기후 차이로 인해 늘 피부 자극이 있어요. 계절이 변할 때마다, 생활 패턴이 변할 때마다 무리하지 말고 피부 보습과 균형 잡힌 영양 섭취에 신경 쓰고 바른 생활과 피부 관리 습관을 유지하도록 하세요. 그리고 얼굴에 들이는 시간과 노력의 절반을 보디에도 나누어 건조하고 거칠어지기 쉬운 부분도 케어하기 바랍니다.

+1 ~ 10
비교적 좋은 습관을 가지고 있는 편이지만 안심은 금물! 작은 차이가 큰 변화를 낳기도 한답니다. 조금만 더 힘을 내서 피부 관리에 집중해 보세요. 팩과 각질 제거를 꾸준히 한다고 하더라도 계절의 변화와 공해, 건조한 바람, 자외선으로 인해 피부는 금방 민감해지고 예민해집니다. 화장품으로 관리하는 것보다 더 중요한 것은 올바른 생활 습관을 갖는 것입니다. 하루에 쌓인 스트레스는 기분 좋은 음악으로 날려 버리고 가벼운 스트레칭과 따뜻한 샤워로 긴장 완화를 하는 것이 피부 건강에도 좋습니다. 실제 나이보다 어리고 아름다운 피부 결을 위해서 요일별 관리를 하는 습관을 기르세요.

+10 이상
나이가 들어 보인다는 말을 들어 본 적이 없었다면 다행입니다. 하지만 지금 이대로 피부를 방치하거나 라이프스타일을 바꾸지 않으면 어느새 노화가 급격히 진행될 가능성이 큽니다. 젊음과 아름다움은 있을 때 그 소중함을 알고 지켜야 합니다. 하나, 둘씩 차근차근 습관을 바꾸어 나가세요. 화장대에 지켜야 할 수칙을 크게 적어서 붙여 두고 매일매일 체크하세요. 월요일에는 어떤 팩을 해야 하는지, 각질 제거는 어느 요일에 하기로 했는지 꼼꼼히 적고 스스로를 다독이세요. 자, 힘을 냅시다!

근육과 피부가 우리 몸의 절반을 차지하고 있다는 사실을 아시나요? 매일 보고 만지고 느끼면서도 우리는 피부에 대해 정작 아무것도 모르고 있었는지도 모릅니다. 내 피부 타입이 건성인지, 지성인지도 모르거니와 피지는 '개기름'이라고 부르며 무시하고 있죠. 동안(童顔) 가꾸기 열풍 속에서 피부의 역할은 무척 중요합니다. 매끄럽고 탱탱하며 뽀얀 피부가 동안의 필수 조건이기 때문이지요. 더 늦기 전에 피부 미인이 되기 위한 셀프 관리를 시작해 볼까요? 젊음의 불씨가 조금이라도 남아 있다면 얼마든지 다시 살릴 수 있습니다.

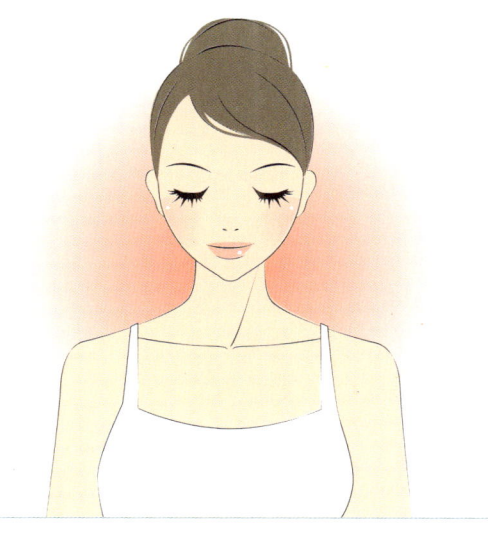

Part 01
피부, 알아야 가꾼다

Golden Rule 01
아는 것이 힘

피부는 놀라운 기관(wonder organ)

우리의 신체 중에서 매일 손으로 직접 만지고 눈으로 볼 수 있는 기관은 그리 많지 않습니다. 평생 한 번 볼까 말까, 그 존재를 확인조차 하지 못하는 다른 조직과 기관에 비해서 피부는 너무 우리 가까이에 있어 그 신비로움을 잃어버렸는지도 모릅니다. 피부 역시 소중한 우리 몸의 일부인데도 그동안은 사회적 예의 차원에서 청결의 중요성만이 부각된 것이 사실입니다. 하지만 이제 피부도 큰 눈, 오뚝한 코, 긴 다리, 날씬한 허리 등 시대가 원하는 미의 기준에 맞추어 동안 피부, 도자기 피부, 윤광 피부 등 트렌드적인 코드에 따르고 있어요. 그러나 피부는 신체에서 가장 넓고 큰 부분을 차지하는 우리의 몸이라는 사실을 잊지 말아야 합니다. 1mm도 안 되는 얇은 두께 안에서 살아 숨 쉬는 수많은 세포들이 외부의 환경에 맞서기 위해 서로 정보를 주고받고 각자 무기를 만들어 중요 기관들을 사수하고 있으니까요.

● 피부의 조직

피부처럼 아름답고 기능적이며 똑똑한 보호복은 없습니다. 이물질이 침입하면 군사들을 모아 멜라닌과 같은 무기를 배분해서 싸우고, 죽은 시체를 치우는 등 우리가 느끼지는 못하지만 놀랍고 신비로운 작업들을 쉴 새 없이 진행하고 있어요. 피부는 늘 몸속의 상태를 겉으로 비춰서 보여 주며 주인의 무관심에도 서운해 하지 않아요. 이렇게 희생적인 피부를 그동안 등한시 여기고 관리하지 않았다면 이제부터라도 소중한 몸의 일부로 여기고 정성껏 케어해 보세요. 젊음이 살아나는 놀라운 일이 벌어질 테니까요.

이러한 피부에 근육을 합하면 우리 신체의 절반을 차지한다는 사실을 알고 있나요? 물론 손상될 경우 생명에 치명적인 영향을 주는 주먹만 한 심장에도 주의를 기울여야 하겠지만 우리 몸의 반 이상을 차지하는 피부와 근육이 우리의 건강과 기분에 많은 영향을 미친다는 것을 간과해서는 안 되겠지요? 피부가 즐거우면 기분도 즐겁고 상쾌한 반면, 피부가 불편하면 성격도 까칠해진답니다.

Beauty Column

근육과 피부를 합치면 우리 몸의 절반!

표피, 진피, 피하 지방으로 구성된 피부층을 지나면 몸을 자유롭게 움직일 수 있도록 돕는 근육을 만날 수 있어요. 우리 몸의 40~50%를 차지하는 근육은 뼈를 단단히 잡아 주고, 뇌에서 받은 명령에 따라 뼈를 당기고 내리면서 몸을 움직일 수 있게 합니다. 또 에너지를 저장해서 필요할 때마다 공급하는 등 많은 일을 담당하고 있어요. 이런 근육에 이상이 생긴다면 피부가 가장 먼저 그 신호를 받아서 불편함을 호소합니다.

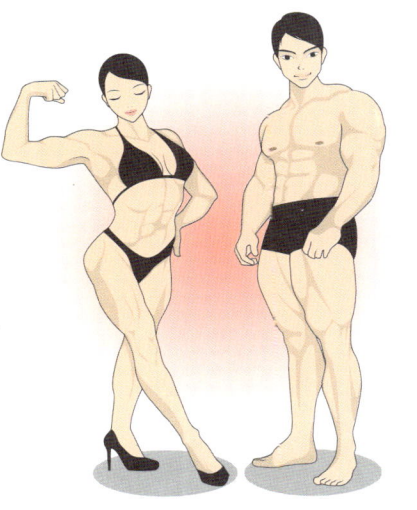

피지 분비량으로 결정되는 '피부 타입'

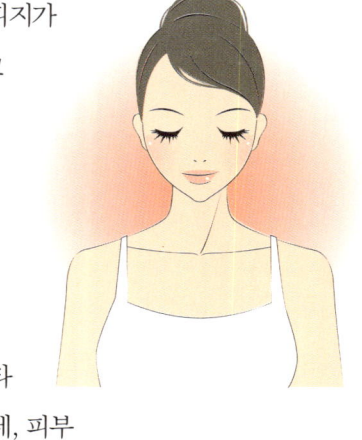

우리 몸의 표면에서는 입술을 제외하고 약산성의 피지가 분비되고 있어요. 그 피지가 땀과 혼합되어 얇은 코팅 막을 만들어 피부를 감싸는데, 바로 천연 유·수분 보호막이라고 할 수 있습니다. 어리고 건강한 피부일수록 이 보호막이 튼튼하며, 특히 바람과 자외선에 노출이 많이 되는 이마와 코에는 피지선이 더 크게 형성돼 있어 피지와 땀을 왕성하게 분비함으로써 피부를 보호합니다. 우리의 피부 타입은 분비되는 피지의 양과 분포에 따라 결정되는데, 피부를 매끄럽게 가꾸기 위해서는 각자의 피부 타입을 체크해 그에 맞게 개발된 화장품의 라인을 사용해서 관리해야 합니다.

피지는 사춘기 때 가장 왕성하게 분비되다가 나이가 들면서 그 양이 줄어드는데, 이는 피부 노화에 중요한 요인으로 작용합니다. 흔히 피지를 '개기름'이라고 부르며 지저분하게 여기지만 얼굴에서 왜 피지가 많이 분비되고, 특히 피지선이 T존에 집중적으로 발달하는지 알게 된다면 '개기름'이라며 무시한 것을 후회하게 될지도 모릅니다. 다만 피지가 과도하게 분비될 경우 번들거리고 먼지와 공해 물질을 흡착하여 피부 표면을 불결하게 만들어요. 자신의 피지 분비량을 알고 피지 케어를 어떻게 하느냐가 현재의 아름다움을 지키고 다가오는 노화를 막는 지름길입니다.

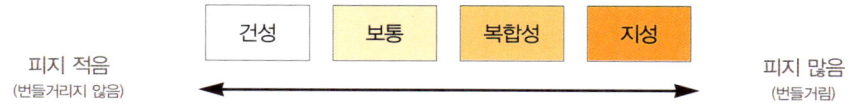

내 피부는 건성일까, 지성일까?

얼굴은 전체적으로 피지 분비가 왕성하다 못해 번들거리기까지 하는데 속은 바삭바삭 말라 땅기는 느낌이라면 내 피부는 건성일까요, 지성일까요? 이런 피부 타입은 수분이 부족한 지성에 속합니다.

피부 타입은 피지의 양과 피지가 분비되는 곳에 따라 나누어지는데, 피부 표면과 내부의 유·수분 균형이 깨진 피부는 관리하기가 까다롭습니다. 또 피부에 수분이 부족하면 건조함이 심해져서 땅기고 불편한 느낌이 들며 노화를 촉진시킵니다. 피부 밸런스를 맞추기 위해서는 피지 분비를 정상화시키고 수분은 충분히 공급해야 합니다.

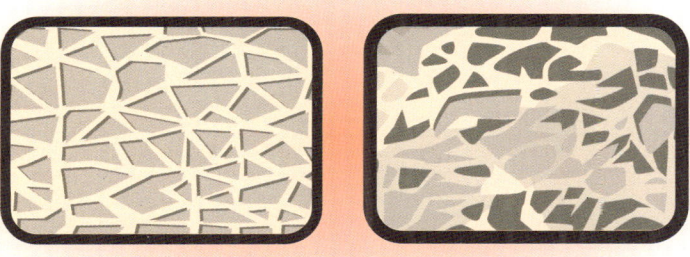

● 적절한 수분을 함유한 피부(왼쪽)와 탈수 피부(오른쪽)

Skincare tip

피지는 개기름?

흔히 정상 피부라고 하면 피지선이 얼굴 전체에 균일하게 발달해 있고 분비되는 피지의 양이 알맞아 콧잔등까지 뽀송뽀송한 것으로 생각하기 쉽습니다. 하지만 정상 피부는 이마와 코의 피지 양이 양쪽 뺨보다 조금 더 분비되어 약간 번들거리는 느낌이 있고, 뺨은 땅김 없이 편안한 상태를 말합니다. 특히 이마와 코에는 피지선의 크기가 뺨보다 크고 왕성하게 발달되어 있는데, 이는 외부 자극으로부터 피부를 보호하기 위해서예요. 이제는 피지를 개기름이라 부르며 혐오스러워하지 마세요. 우리의 피부를 보호하기 위해 분비되는 고마운 물질인 피지를 배신하는 말이니까요.

내 피부 타입 제대로 알고 관리하기

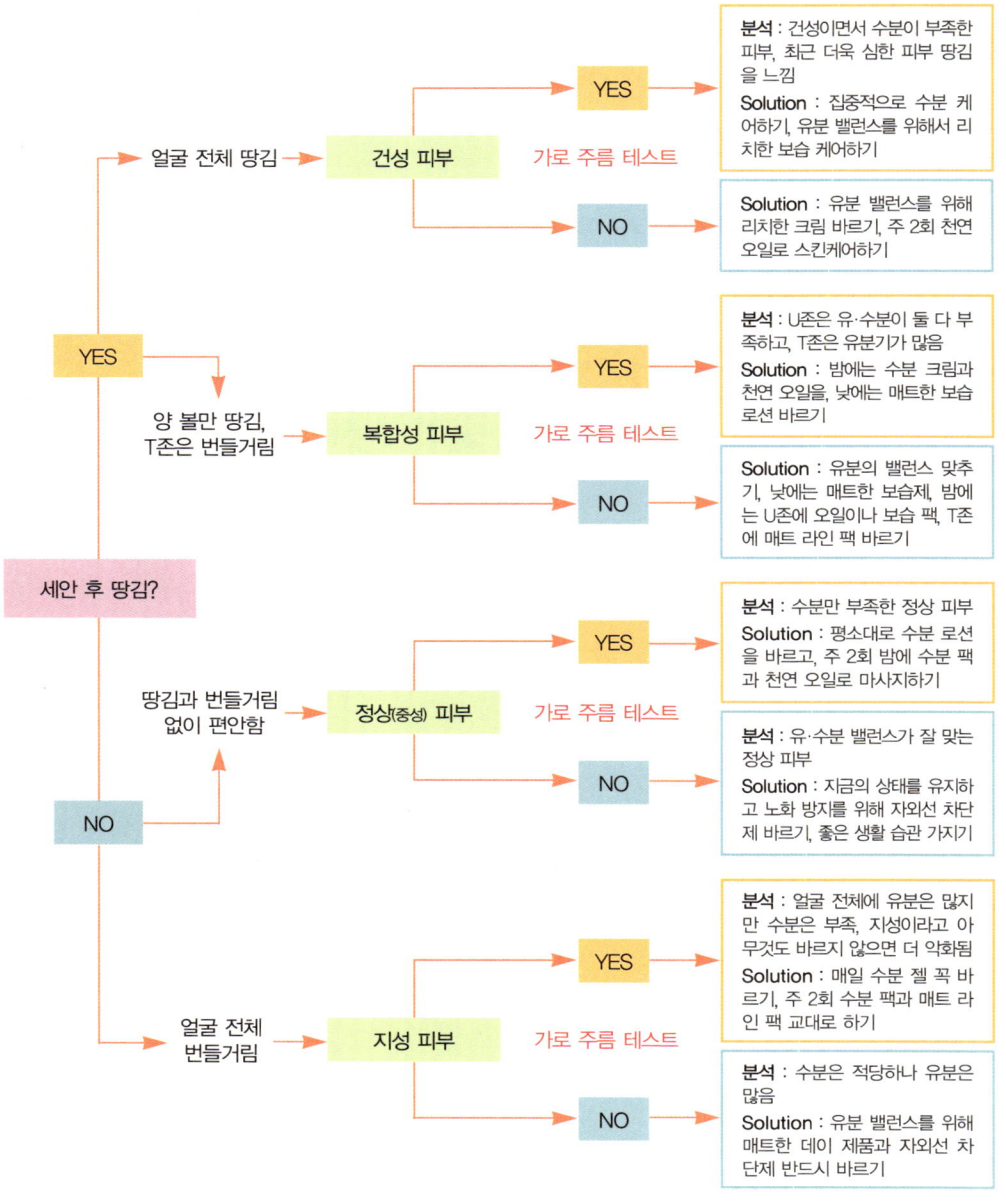

수분 테스트하기

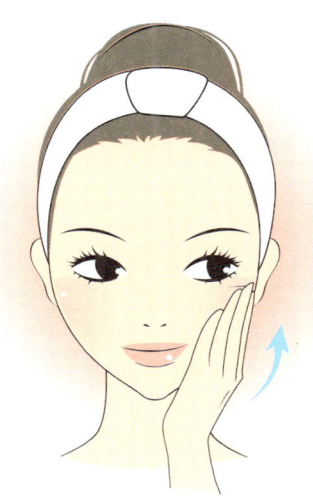

한쪽 손바닥을 얼굴의 뺨과 눈 아래까지 밀착시킨 후 눈 쪽으로 살짝 올려 보세요. 수분이 부족한 얼굴은 광대뼈 쪽으로 가로의 주름이 나타나며, 수분이 부족할수록 주름이 많이 잡힙니다. 전과는 다르게 피부가 땅긴다거나 유독 심하게 땅기는 느낌이라면 피부의 수분이 부족해진 것입니다. 공기 중에 노출되어 있는 피부는 수분을 지속적으로 빼앗기기 때문에 냉·난방이나 기온의 변화에 민감하고 내적 스트레스에 의해서 건조해지기 쉬워요.

좋은 피부는 부모님에게 물려받는 유전적인 영향이 크게 작용합니다. 그래서 젊을 때는 부모로부터 받은 유전 인자 덕을 보겠지만 노화가 시작되면서부터는 본인의 노력이 빛을 발하게 됩니다. 무엇이든 첫 술에 배부르지 않고, 한 번 했다고 좋은 결과가 나타나지 않습니다. 건강과 아름다움을 가꾸기 위해서는 꾸준한 노력이 필요하다는 사실을 명심하세요. 생명이 절대 자라지 않을 것 같은 척박한 땅에서 새싹이 돋아나 열매를 맺는 이유는 농부가 흘린 땀과 노력에 있듯이, 진정한 아름다움은 본인의 노력과 의지, 긍정적으로 변화된 생활 습관에서 시작됩니다.

Golden Rule 02
관리하고 있나요?

나를 표현하는 창, 피부

다른 사람에게 나를 표현할 수 있는 방법에는 무엇이 있을까요? 가장 먼저 나를 드러내는 것으로 얼굴, 손, 팔, 다리, 보디 등을 꼽을 수 있겠지요. 갓 태어난 신생아의 무게가 보통 3kg 정도인데 성인 피부의 무게가 약 3~5kg 정도라고 한다면 실감이 나시나요? 피부는 신체 중 가장 넓은 조직으로 외부의 느낌을 전달하고, 위협적인 물질의 침투로부터 몸속의 장기를 감싸 보호하는 고맙고도 멋진 보호복입니다.

피부에서 가장 얇은 부위는 휴지 한 장 두께인 눈가의 피부이고, 가장 두꺼운 부위는 단연 발바닥입니다. 지금도 끊임없이 나를 표현하고 있는 피부를 가만히 만져 보세요. 부드럽고 매끄러운가요? 아니면 거칠고 건조한가요? 혹시 번들거릴 뿐만 아니라 원인 모를 붉은 뾰루지로 가득하지는 않나요? '나는 원래부터 피부가 나쁘다.'라고 핑계 대지 마세요. 내 피부는 바로 나 자신이며, 스스로 어떻게 관리하느냐에 따라 달라진다는 사실을 잊지 마세요. 나의 부지런함과 함께 내부의 건강까지 드러내 주는 피부인데도 남에게 보이기 위해서만 어쩔 수 없이 씻고, 피부 타입도 생각하지 않고 아무거나 바르고 있지는 않았는지 되돌아보세요. 자, 이제부터는 나를 위해 즐거운 마음으로 케어를 시작하는 것은 어떨까요? 남에게 보이기 위해 어쩔 수 없이 하기에는 그 즐거움이 너무 크답니다.

아름다운 피부를 가꾸기 위한 5가지 생활 수칙!

1. 바르는 습관을 갖자

우리가 아침부터 밤까지 하는 많은 일들 중에는 새로운 일보다 습관화된 것이 더 많습니다. 여성의 경우에는 '바르는 습관'을 꼽을 수 있는데, 매일 화장대 앞에 앉아 얼굴에 화장품을 토닥토닥 바르고 그리는 것을 보면 남성들은 그 많은 제품들의 바르는 순서를 어떻게 외우느냐며 감탄합니다. 하지만 여성들이라고 처음부터 '바르는 습관'이 익숙했던 것은 아니에요. 밥을 먹기 위해 젓가락질을 배우고, 옷을 입기 위해 단추를 끼우고 풀면서 손끝이 야물어졌듯이, 제품을 바르고 배우면서 질감을 느끼고 '습관'이 된 것입니다.

편식보다는 몸에 좋은 반찬을 골고루 먹는 것이 건강한 식습관이라는 것은 누구나 알고 있지만 막상 행동으로 옮기기란 쉽지 않습니다. 피부 관리 또한 마찬가지예요. 피부는 관리한 만큼 좋아진다는 것을 알면서도 '귀찮음증'에 빠져 잘 씻지 않고, 바르지 않는 경우가 많습니다. 게다가 피부를 잡아 뜯는 나쁜 습관까지 있다면 그 사소한 습관이 결국 '미운 나'를 만든다는 사실을 잊지 마세요. 귀찮더라도 오늘 당장 시작해야 합니다. 올바른 습관으로 당신의 피부를 바꾸고, 바뀐 피부로 당신의 인생을 바꿔 봅시다!

2. 화장품으로 피부를 관리하자

아이들은 로션이나 자외선 차단제 하나 바르지 않고 밖에서 하루 종일 뛰어놀아도 피부가 보송보송 매끄러워요. 스스로 보습을 유지하는 활발한 재생 작용으로 세포 간의 왕성한 생명 활동이 진행되고 있기 때문입니다. 하지만 나이가 들어 감에 따라 그 좋던 피부에 적신호가 켜지는 때가 오게 됩니다. 어느 순간 세수를 하고 나면 땅기고 불편해 로션을 바르지 않으면 아프고 화끈거릴 정도가 되지요. 이는 피부가 스스로 활동할 수 있는 에너지를 잃어 다른 보조 역할이 필요하다고 신호를 보내는 것입니다. 피부가 더 이상 스스로 지탱할 수 없어 보조제에 의존해야 한다면 슬프게도 이제 피부는 젊음을 완전히 잃어버린 것이라고 할 수 있습니다.

아이의 피부는 엄마 손에 이끌려 바르는 겨울철 보습제가 전부인데도 언제나 윤기가 흐르고 매끄러운 반면, 성인의 경우 밤낮으로 고기능성 화장품을 발라도 어린아이같이 맑고 윤기 나는 피부를 유지하기 힘듭니다. 그 차이는 아이의 피부와 성인의 피부 구조를 자세히 살펴보면 확연히 알 수 있습니다. 어린아이의 피부는 왕성한 진피층의 혈관과 림프관이 표피 구석구석에 영양분을 듬뿍 주고, 노폐물을 바로바로 제거합니다. 살아 있는 세포들이 가득 차 있어서 스스로 재생하고 수분, 영양, 산소를 공급하고 보호하지요. 반면에 25세 이후의 피부는 혈관과 림프관이 점차 소실되면서 충분한 영양을 공급하지 못합니다. 새롭게 태어난 표피층의 세포들이 영양 부족으로 죽고 각질이 되어 쌓이면서 칙칙하고 건조한 피부가 됩니다. 따라서 수분, 영양, 산소 등을 외부에서 공급받아야 하지요. 즉 화장품에 의존해서 살기 쉬워요. 화장품을 바르는 대로 쏙쏙 다 흡수되고, 혹시라도 바르지 않는 날이면 생기가 사라지고 어두운 느낌이 든다면 '밥심'과 함께 '화장품심'으로 사는 피부가 되었다는 증거입니다. 그러나 어찌하겠어요. 양질의 영양분이 골고루 함유된 밥을 제때 과식하지 않고 잘 먹어야 건강에 좋듯이, 좋은 화장품을 통해 더 이상 채워지지 않는 에너지를 얻는 수밖에.

3. 화장품 선택 시 전문가에게 맡기자

저는 전문가를 신뢰하는 편입니다. 머리를 자르러 미용실에 가면 어떤 헤어스타일을 원하느냐고 묻는 헤어 디자이너에게 "저에게 어떤 스타일이 잘 어울릴까요?"라고 되물어 보고 그의 추천에 따르지요. 생선 한 마리를 사도 생선가게 아저씨의 경륜을 믿고 권해 주는 것을 골라요. 그것은 화장품을 고를 때도 마찬가지로, 길게는 백 년이란 역사 속에서 좋은 화장품만을 꿈꾸며 불을 밝혀 연구해 온 화장품 전문가에게 내 피부를 맡기는 것은 너무나 당연하지 않을까요? 단, 정말 신뢰할 수 있는 전문가인지 판단할 수 있는 현명함을 갖추지 않으면 나와는 전혀 어울리지 않는 이상한 헤어스타일 때문에 울상을 짓는 상황처럼, 부작용으로 뒤집어진 고통스런 피부를 가지게 될 수도 있다는 것을 잊지 마세요!

혼돈이 가득한 시대에서 옳고 그름을 딱 꼬집어 이야기하는 사람이 있으면 속이 시원합니다. 하지만 그것이 오히려 혼란을 초래하기도 하지요. 고기가 몸에 나쁘다고 해서 육식을 끊고 완전 채식으로 식습관을 바꾸는 사람이 있는가 하면, 최근에는 쌀이 안 좋다고 해서 밥을 먹지 않는 사람도 있어요. 커피가 심장에 안 좋다고 하더니 얼마 전 연구에서는 위암을 억제시키는 기능이 있다고 합니다. 과연 누구의 말이 옳은 것일까요? 건강과 뷰티에 관한 한 절대적인 진리는 드물어요. 개인이 가지고 있는 분해 효소와 흡수 기전에 따라 아무리 좋은 약이라도 효과가 다르게 나타날 수 있고, 지나치면 무엇이든 좋을 것이 없습니다.

점점 옳고 그름이 분명하지 않은 시대가 되고 있습니다. 흑백을 따지기 전에 좋은 것을 올바르게 고르는 방법을 찾아보고 해롭지 않게 적당히 취하는 현명함을 기르는 것은 어떨까요? 뱀의 독이 죽음에 이르게 할 수도 있지만 때로는 생명을 살릴 수도 있듯이, 화장품 역시 독이 될 수도 약이 될 수도 있습니다. 특히 어떤 성분으로 어떻게 만들어졌는지도 중요하지만, 우리가 어떻게 사용하느냐 역시 중요합니다.

4. 하루라도 빨리 시작하자

아쉽게도 화장품은 마법의 지팡이가 아니라서 이미 피부가 처지고 주름이 생긴 데다 색소들이 자기 자리를 잡았다면 다시 되돌리기란 쉽지 않습니다. 그때가 되어서야 값비싼 화장품을 챙겨 바르며 광고 속 모델처럼 변하는 마법이 일어나리라고 기대하는 것은 어리석은 행동입니다. 화장품은 젊음을 유지하는 보조제로써 앞으로 노화가 더 심해지지 않도록 도와주는 예방적 차원으로 생각해야 합니다. 건강과 아름다움은 한 번 잃고 나면 되찾기 어렵습니다. 있을 때는 그 가치를 모르고 소홀히 하기 쉽지만 잃고 나면 그 소중함이 뼈에 사무칩니다. "있을 때 잘하자!" 이것보다 현명한 삶의 지혜는 없습니다. 우리는 피부에 아직 생기가 남아 있을 때 잘 관리해서 나중에 고생스럽게 많은 돈과 시간, 노력을 들이지 맙시다.

5. 손을 이용해서 부드럽게 관리하자

손은 인간이 가진 가장 좋은 도구로 피부 관리를 할 때도 매우 유용합니다. 비싼 돈을 주고 피부 관리실에 가지 않아도 집에서 양손으로 화장품을 바르고, 쓸어 올리고, 눌러서 흡수시키면 충분히 효과를 볼 수 있어요. 피부는 원하는 만큼 흡수하고 필요 없는 것은 배출합니다. 기계를 이용해서 억지로 밀어 넣고 끌어 올려 주름을 편다고 해도 일시적으로는 효과가 있지만 오래가지 않아요. 또 부작용이 있을지도 모릅니다. 무엇이든 억지로 한 것은 시간이 지나면 원상 복귀되는 것이 자연의 섭리입니다. 우리는 자연의 섭리를 거스르려 하지 말고 보다 쉽고 경제적인 방법으로 거북이처럼 한 걸음 한 걸음 꾸준히 관리해 봅시다.

손바닥이 귀한 화장품을 다 흡수한다고 투덜대며 손가락 끝에만 살짝 제품을 묻혀 바르는 사람이 있는데 손의 체온을 이용해 제품을 데워서 사용해 보세요. 체온보다 약간 높은 온도로 살짝 데운 화장품은 얼굴의 모공을 열어서 화장품의 성분이 보다 잘 흡수되도록 도와줍니다. 아무리 우수한 성분이 가득한 화장품이라도 피부 흡수력이 떨어진다면 제 기능을 하지 못합니다. 가장 효과적으로 피부에 흡수시킬 수 있는 방법을 무시하지 마세요. 손바닥이 먹는 화장품의 양보다 우리 피부가 누리는 효과가 훨씬 큽니다. 더구나 손바닥도 내 귀중한 피부라는 사실!

Beauty Column

젊음의 불씨, 아직 살릴 수 있어요!

연탄불이 꺼져 갈 때 아무리 부채질을 해도 불씨가 다시 살아날 기미는 보이지 않지만, 그 위에 번개탄을 올려 놓으면 가망 없어 보이던 연탄불이 신기하게도 언제 그랬느냐는 듯이 곧 활활 타오릅니다. 피부도 똑같아요. 꺼져 가는 연탄불과 같이 거칠어진 피부가 번개탄과 같은 에너지가 필요하다고 요구한다면 그 요청을 절대로 무시하지 마세요. 때를 놓치면 아무리 강력한 수단을 동원해도 불씨를 다시 살릴 수 없으니까요.

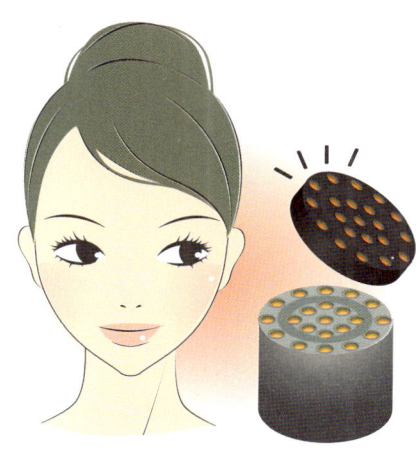

처음 화장을 시작하면서부터 지금까지 이중 세안이 당연하다고 생각해 왔던 당신. 이 장을 읽고 나면 이제는 더 이상 이중 세안을 고집할 필요가 없음을 알게 될 것입니다. 피부는 하루 종일 지치고 피곤한 상태입니다. 부드러운 클렌징으로 달래도 모자란데 이중 세안으로 오히려 괴롭히고 있지요. 아침저녁으로 가볍게 세안을 하고 모자란 부분은 위클리 케어와 딥 클렌징으로 해결하세요. 특히 '아푸아푸 세안법'과 '집에서도 쓸 수 있는 AHA'를 꼭 기억하세요.

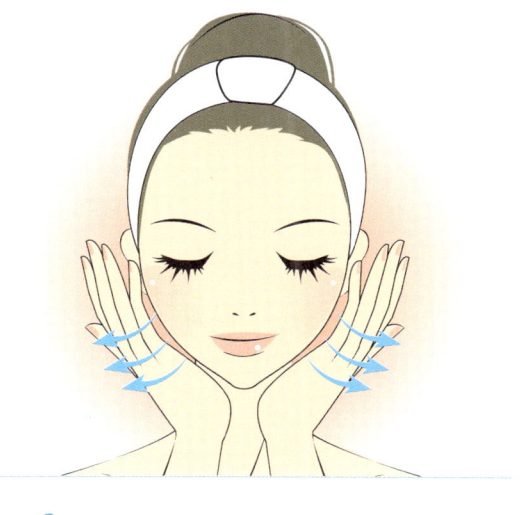

Part 02
클렌징, 피부 관리의 첫 단추

Golden Rule 03
피부 관리의 기본

클렌징의 시작

사교계에서 화려함을 과시해야 했던 중세의 귀족 여인들에게 클렌징은 필수였습니다. 피부를 하얗게 표현하기 위해 바른 진한 메이크업을 효과적으로 녹여 내는 미네랄 오일은 티슈와 물을 사용해서 닦아 내도 여전히 얼굴에 남아 있었고, 그 오일을 닦아 내기 위한 2차 세안으로 비누나 계면 활성제가 필요했는데 이것이 이중 세안의 역사입니다. 브루조아나 슈에뮤라와 같은 오랜 역사를 가지고 있는 메이크업 브랜드의 클렌징은 스킨케어라기보다 그들의 화려하고 부착력 좋은 피그먼트를 확실히 떨어뜨려 줄 메이크업의 마지막 단계로서 개발되었습니다. 그런데 내추럴 생얼 메이크업의 시대인 요즘도 이런 100년 묵은 이중 세안의 역사가 여전히 당신의 얼굴에 진행되고 있다면 어떨까요?

이중 세안을 매번 꼭 해야 하나요?

이중 세안은 진한 메이크업을 했을 경우에만 해도 됩니다. 그 옛날 무대 분장같이 진한 화장이 유행이었을 당시 이를 지우기 위해 사용했던 클렌징 크림에 들어 있는 미네랄 오일은 클렌징 후에도 얼굴에 그대로 남아 있어서 이중 세안이 반드시 필요했습니다. 하지만 이제는 특수 분장용 클렌징 크림에만 그 명맥이 이어지고 있어요. 클렌징 로션이나 크림의 사용 후 물 세안을 하고 나서 무언가 남아 있는 느낌 때문에 많은 여성들이 이중 세안을 고집하지만 그 미끈거림의 정체는 보습제 성분입니다. 세안 후의 피부 땅김과 불편함을 없애고 민감한 피부를 진정시키기 위해서 첨가된 보습 성분을 다시 클렌징 폼으로 닦아 낼 필요는 없습니다. 만일 무대 메이크업에 가까운 진한 메이크업을 했다면 역시 이중 세안이 적절한 방법이 되겠지만 요즘같이 가벼운 화장을 선호한다면 이중 세안을 고집할 이유가 전혀 없습니다.

신기한 클렌징 원리 '계면 활성제(Surfactant)'

빨래를 하거나 기름기가 가득한 프라이팬을 닦을 때 물만 사용하면 물과 기름이 섞이지 않아 오히려 더 지저분해지는데, 그때 세제 한 방울만 떨어뜨리면 뽀드득 뽀드득 감쪽같이 때가 사라집니다. 이 한 방울의 세제 안에는 도대체 무엇이 들어 있을까요? 바로 계면 활성제라는 것입니다. 서로 섞이지 않는 물질인 기름과 둘이 서로 섞일 수 있도록 친유성기와 친수성기 두 가지 성질을 다 가진 '찍찍이'가 기름때를 둘러싸서 물속으로 분산시키는 것이지요. 화장품에서는 유성과 수성 성분이 잘 섞이도록 도와주고 먼지와 피지가 쌓인 얼굴에서 오염 물질을 말끔히 씻어 내는 똑똑한 성냥개비 모양의 성분이라고 생각하면 이해하기 쉽습니다.

우리가 흔히 천연 계면 활성제라고 부르는 것은 비누 성분의 유지나 지방산을 코코넛, 야자 등 식물의 오일에서 얻는 것을 말하는데, 피부에 자극이 적습니다. 이렇게 자연에서 얻는 천연 계면 활성제는 2차 대전 후 천연 유지가 부족해지면서 그 원료 가격이 석유에서 추출해 화학적으로 합성한 계면 활성제보다 5~10배 더 비싸졌습니다.

> **Skincare tip**
>
> **천연 계면 활성제**
> 대두 레시틴, 난황 레시틴, 라놀린, 콜레스테롤, 사포닌, 타우린, 코코넛 류(Disodium Cocoamphodiacetate, Cocamidopropyl Hydroxysultaine, Disodium Laurenth Sulfosuccinate, Cocamidopropyl Betaine)
>
> **합성 계면 활성제**
> SLS(Sodium Lauryl Sulfate), SLES(Sodium Laureth Sulfate), Ammonium Lauryl Sulfate 등이 대표적이며 헤어 샴푸에 주로 사용되고 있습니다. 깨끗하게 헹구지 않으면 아토피나 피부염을 유발할 수 있으니 항상 청결하게 사용하세요.

약산성 클렌저의 장단점

알칼리성 비누로 세안을 하고 나면 뽀드득한 느낌이 나지만 베이비 비누 등 중성 비누로 세안을 하면 미끌거리고 얼굴에 비누 성분이 남아 있는 것 같아 깔끔하지 않아요. 피부는 약산성이라 피부막과 같은 약산성 클렌징을 사용하면 자극은 적지만 거품이 잘 나지 않고 세정력이 떨어진다는 단점이 있습니다. 좋은 클렌저는 노폐물과 오염 물질은 깨끗하고 말끔하게 닦아 내면서도 피부에 자극을 주지 않는, 두 마리의 토끼를 다 잡은 제품입니다. 피부 표면의 pH를 고려한 약산성 클렌저가 무조건 좋다고 하는 것은 옳지 않습니다. 비누 성분과 피부 자극이 적은 계면 활성제가 적절히 배합된 클렌저를 사용하는 것이 세정력과 피부 보호를 동시에 잡을 수 있는 방법입니다.

스크럽제가 함유된 클렌징 폼

스크럽제가 함유된 제품은 클렌징 폼에 알갱이를 함유하여 매일 올라오는 각질과 노폐물을 효과적으로 제거하는 세안제로 일반 클렌징 폼보다 더 매끈하게 세안을 돕는 장점이 있습니다. 각질을 제거하는 스크럽은 살구 씨, 아몬드 씨, 복숭아 씨, 게 껍데기 등의 천연계와 폴리에틸렌이나 나일론 알갱이의 합성계로 구분합니다. 스크럽 알갱이는 입자 표면이 둥글고 모가 나지 않아야 좋은데, 알갱이가 고르게 깎인 합성계가 천연계보다 피부 자극이 적고 안전해요. 알갱이가 있는 폼을 사용한 클렌징은 피부 자극을 최소화할 수 있도록 부드럽고 가볍게 원을 그리는 동작으로 세안해야 매끈한 피부 결을 가꿀 수 있어요.

Skincare tip

알갱이를 확인하자!

스크럽 알갱이의 크기보다 더 중요한 것이 바로 알갱이의 깎인 정도입니다. 입자가 모나지 않고 적당히 잘 깎인 것이 각질을 효과적으로 제거하는데, 입자가 아무리 작아도 모가 난 것은 피부에 상처를 내고 민감하게 만들기 때문입니다.

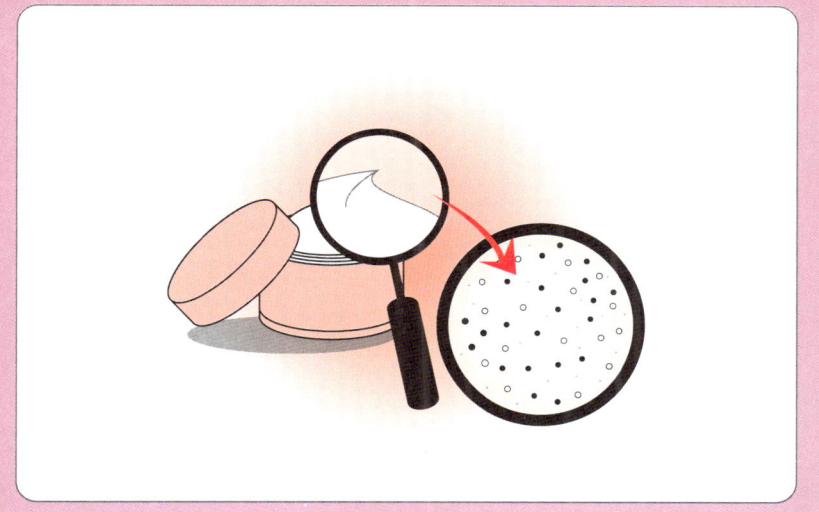

Golden Rule 04
피부 미인 되는 클렌징법

클렌징의 핵심! "자극하지 마세요"

클렌징의 핵심은 자극 없는 성분의 클렌저를 부드러운 동작으로 마사지하며 씻어 내어 최대한 효과를 얻는 것입니다. 아무리 부드럽고 순한 클렌징 제품을 사용하더라도 세게 문지른다면 민감한 피부에는 자극이 됩니다. 부드럽지만 효과적으로 클렌징되는 성분을 선택하여 조심스럽고 세심하게 닦아 내세요!

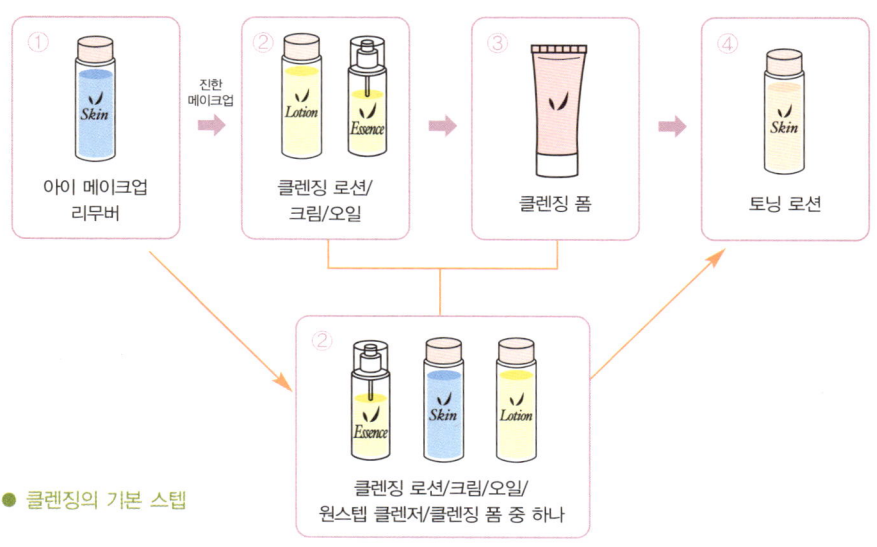

● 클렌징의 기본 스텝

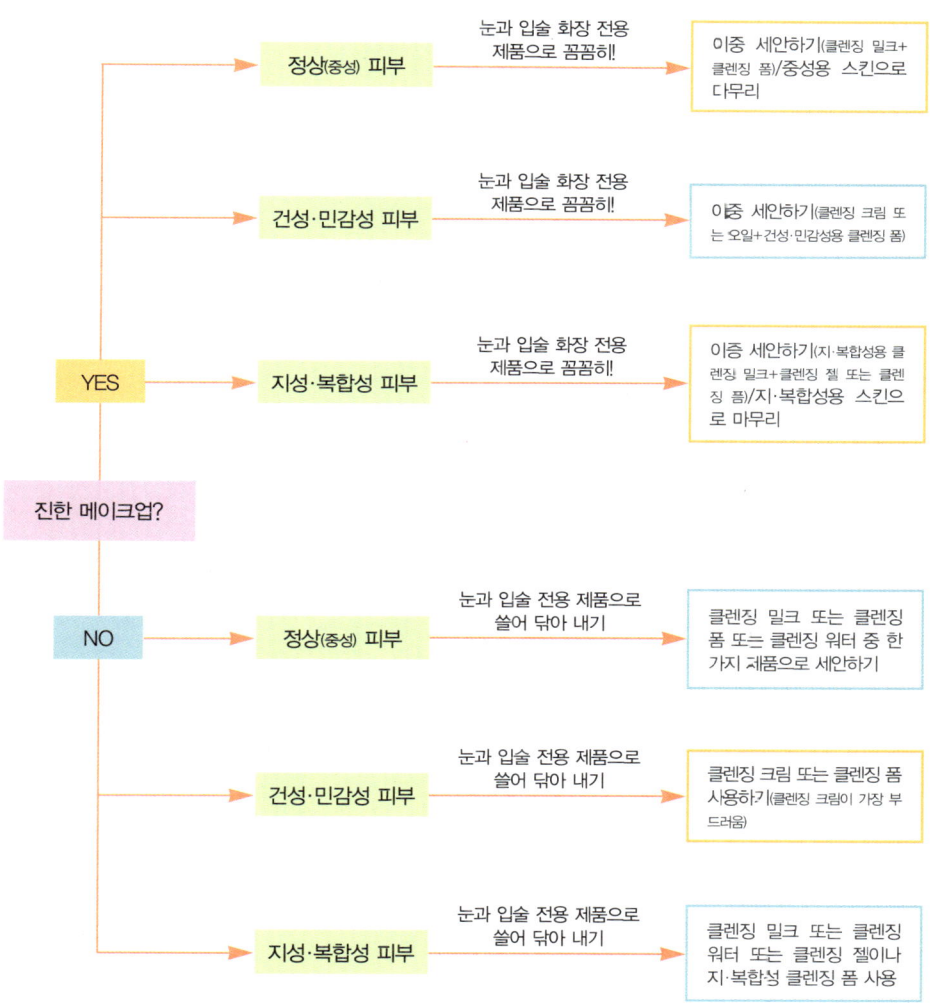

● 피부 타입별로 나눈 클렌징 방법

PART 02 클렌징, 피부 관리의 첫 단추 | 49

아침에 졸린 눈을 비비고 일어나 가장 먼저 하는 일이 욕실에서 세수하고 머리를 감고 곧바로 드라이어를 들고 머리를 말리는 것인가요? 우리 피부를 완벽히 천연 코팅하는 피지와 땀의 복합체인 보호막은 비누나 클렌징 세안으로 깨끗하게 씻겨 나갔다가 30분 정도 지나서야 다시 우리 몸의 표면을 감싸고 보호합니다. 이 보호막은 피부의 수분이 외부로 날아가는 것을 막고 외부의 세균이 침투하지 못하도록 하는 고마운 작용을 합니다. 그런데 이런 보호막을 말끔하게 씻어 낸 무방비 상태의 얼굴에 100도 가까이 되는 고열, 건조한 바람을 들이대며 머리를 말린다면 당연히 얼굴의 수분도 함께 건조시켜 극심한 탈수 피부를 만들겠지요? 강력한 탈수기로 건조시키고 비싼 수분 크림을 바른다면 밑 빠진 독에 물 붓기나 다름없습니다. 잘못된 습관 하나가 피부를 망치고 돈도 많이 들게 합니다. 작은 습관 하나가 피부의 운명을 바꾼답니다.

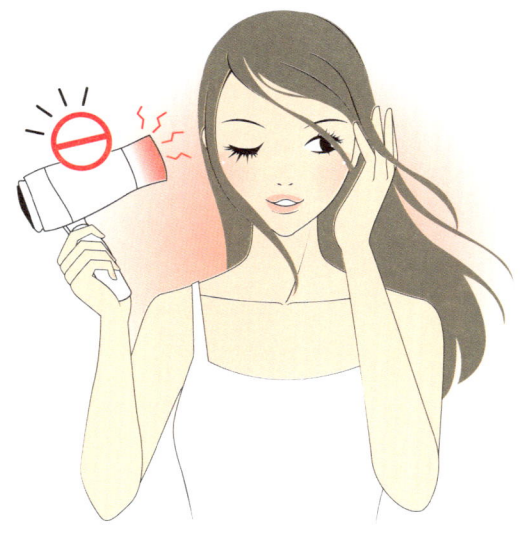

Q 세수하는 물의 적당한 온도는?

A 아침에는 시원한 물로 세안해 피부에 긴장을 주어 리프팅이 되도록 합니다. 반대로 저녁에는 미지근한 물로 피부를 달래고 진정시켜 밤새 편히 쉴 수 있도록 하는 것이 좋아요.

아이 메이크업 지우기

눈가 피부의 두께는 티슈 한 장 두께와 같을 정도로 아주 얇습니다. 무심코 비비는 작은 문지름에도 구겨지고 마는 티슈와 같으니 항상 조심 또 조심하세요. 반드시 아이 메이크업 리무버를 퍼프와 면봉에 묻혀 지우세요.

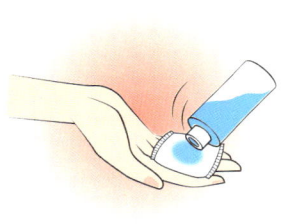

1 4장의 퍼프에 아이 메이크업 리무버를 흠뻑 적십니다.

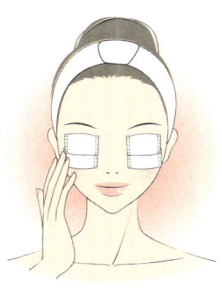

2 두 눈과 눈 밑에 각각 퍼프를 덮어 충분히 흡수시킵니다. 5초간 지그시 눌러 줍니다.

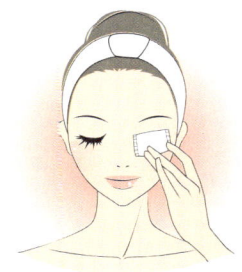

3 눈 아래에 깐 퍼프는 그대로 두고 그 위에 덮었던 퍼프를 걷어 속눈썹 방향으로 빗질하듯이 쓸어내립니다. 다른 쪽 눈도 같은 방법으로 닦아 냅니다.

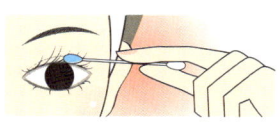

4 면봉을 이용해서 속눈썹 뿌리와 점막을 한 번 더 닦아 내세요.

Skincare tip

아이 메이크업 지우기는 아무리 꼼꼼하게 해도 지나치지 않을 만큼 중요합니다. 열심히 지운 것 같은데 자세히 살펴보면 속눈썹에 화장품이 남아 있곤 하니까요.

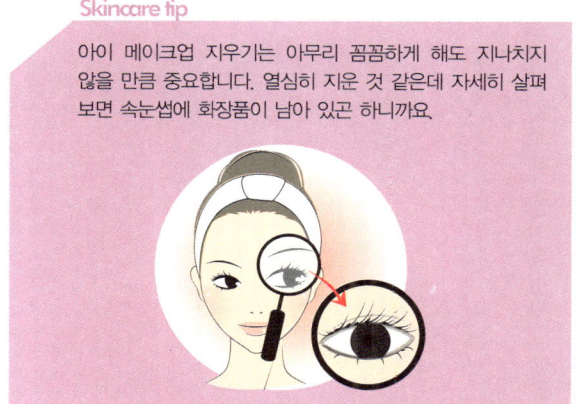

눈썹 지우기

아이 리무버를 퍼프에 적셔 눈썹의 결을 따라 부드럽게 닦아 냅니다.

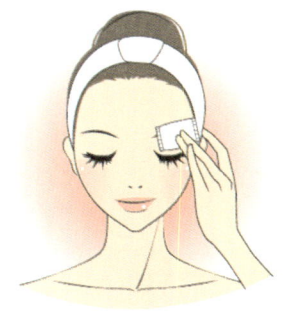

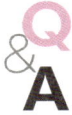 **Q** 아이섀도를 하지 않았는데도 아이 리무버를 사용해야 할까요?
A 물론 사용해야 합니다. 아이섀도를 하지 않았다고 해도 다크서클을 감추기 위해 파운데이션이나 트윈 케이크를 더욱 세심하게 발랐기 때문입니다. 리무버를 퍼프에 묻혀 가볍게 속눈썹 결을 따라 쓸어내리는 느낌으로 닦아 주세요.

입술 지우기

리무버를 퍼프에 묻혀 입술에 살짝 눌러 흡수시킨 후 결을 따라 부드럽게 닦아 냅니다.

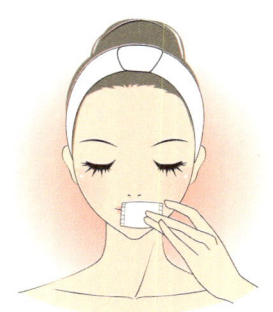

피부 타입별 메이크업 지우기

클렌징 밀크·로션·크림 중 한 가지로 얼굴 메이크업을 지웁니다. 적당량을 손바닥에 덜어서 눈가를 제외한 얼굴 전체에 고르게 펴 바르고, 얼굴 중앙에서부터 귀 쪽으로 부드럽게 살짝 문지릅니다.

보통 피부

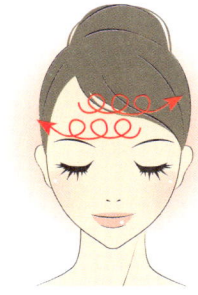 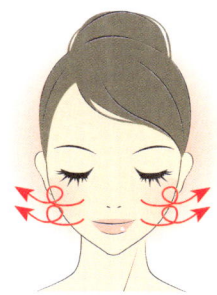 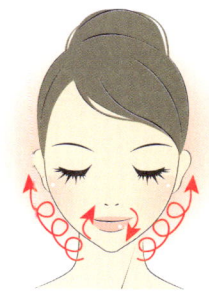

1 이마의 메이크업을 지울 때는 나선형을 그리며 중앙에서 바깥쪽으로 마사지하듯 문지릅니다.

2 볼의 메이크업을 지울 때는 눈가를 제외하고 볼을 이등분하여 중앙에서 바깥쪽으로 나선형을 그리며 마사지하듯 문지르면 됩니다.

3 턱의 메이크업을 지울 때는 인중에서 턱으로 마사지하듯 문지릅니다.

Skincare tip

메이크업을 지울 때 손에 힘을 주어 세게 문지르면 피부에 자극이 되므로 가능한 한 약지와 중지를 사용해 가볍게 마사지하세요.

민감한 피부

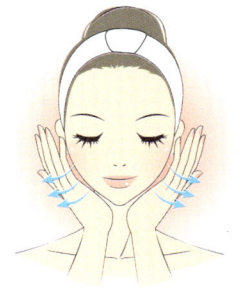 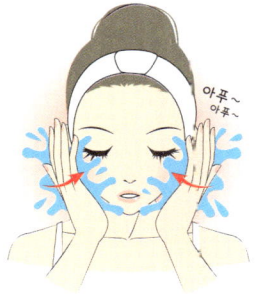

1 얼굴에 클렌징 로션 또는 크림을 펴 바르고 손에 힘을 빼 얼굴 전체를 감싼 후 모공 속 노폐물을 빨아내듯이 '쪽쪽' 소리가 나도록 가볍게 마사지합니다. 손바닥으로 뺨을 가볍게 친다는 느낌으로 하면 됩니다.

2 잔여물을 티슈로 부드럽게 닦아낸 다음 물로 세안합니다. 또는 리무버를 이용하여 눈과 입술을 지운 후 바로 물이 젖은 손으로 클렌징 폼의 거품을 내서 세안합니다.

아푸아푸 세안하기

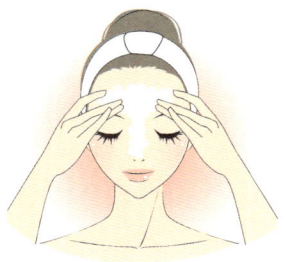
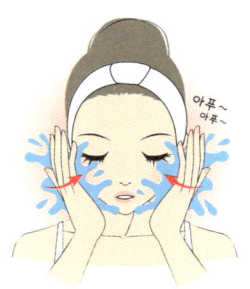
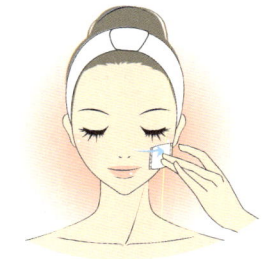

1 손에 클렌저를 덜어 거품을 충분히 낸 후 얼굴을 손끝으로만 살살 마사지하듯이 문지릅니다. 이때 T존을 중심으로 손끝의 거품을 이용하여 천천히 부드럽게 거품을 냅니다.

2 양손에 물을 가득 담아 얼굴에 던지듯이 세안합니다. 손으로 '뽀드득 뽀드득' 닦지 말고 얼굴에 물만 끼얹는 느낌으로 '아푸아푸' 세안합니다.

3 씻은 후에는 수건으로 가볍게 눌러 물기만 톡톡 닦아 냅니다. 퍼프에 토닝 로션을 묻혀 얼굴 중앙에서 귀 쪽으로 닦아 피부 결을 정리합니다.

두꺼운 메이크업은 이중 세안으로 지우기

두꺼운 메이크업을 지우기 위해서는 오일 성분이 많이 함유된 클렌징 크림이나 오일이 적합합니다.

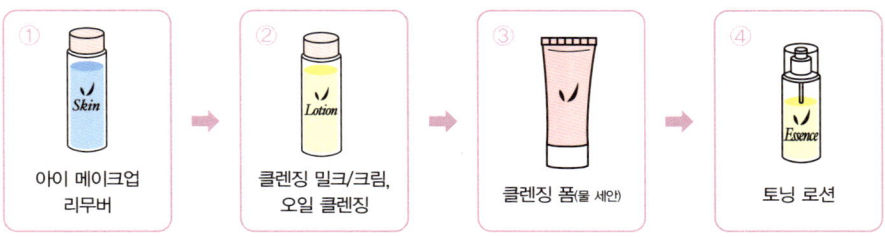

● 클렌징 순서

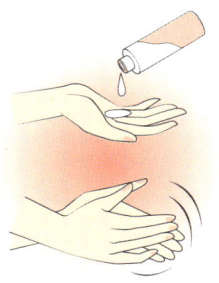
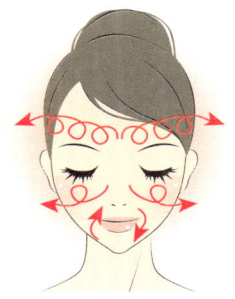

1 먼저 크림이나 오일을 손에 덜어 체온으로 살짝 데웁니다.

2 데운 크림이나 오일을 눈가를 피해 얼굴 중앙에서 귀 쪽으로 부드럽게 바릅니다.

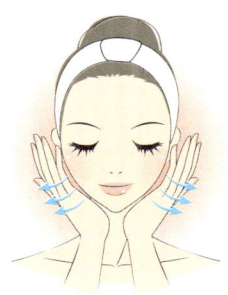
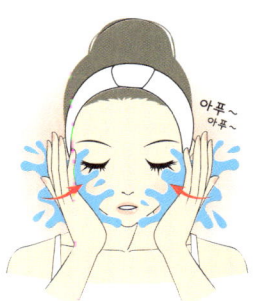

3 손바닥 전체로 가볍게 얼굴을 감쌌다가 뗀 후 잔여물을 티슈로 가볍게 닦아 냅니다.

4 클렌징 폼의 거품을 충분히 낸 후 '아푸아푸' 세안하고 수건으로 가볍게 눌러 물기만 톡톡 닦아 냅니다.

Skincare tip

피부를 자극하지 마세요!

얼굴에는 하루 종일 쌓인 먼지와 피부 노폐물, 화장품 가루로 가득합니다. 이때의 피부는 숨을 제대로 쉬지 못하고 있는 상태이니 자극하거나 세게 문지르지 마세요. 눈에는 보이지 않지만 피부에 붙어 있는 중금속 가루나 황사 가루가 상처를 낼 수도 있습니다. 세안을 할 때도 센스 있게 눈가는 피해 주세요.

아침&저녁 클렌징

"저의 피부 관리 비법은 꼼꼼하고 깨끗하게 클렌징을 하는 거예요. 다섯 단계의 클렌징을 하거든요."

언젠가 신문에서 한 여배우의 유별난 클렌징 방법에 관한 기사를 읽고 그녀의 방법대로 네 가지 클렌징 제품을 사용하고, 모공을 조여 주기 위해 한다는 마지막 얼음물 세안까지 다섯 단계 클렌징을 며칠 동안 따라 했습니다. 하지만 저의 얼굴은 뽀드득 뽀드득 하다 못해 피부가 찢어질 것 같이 땅겼고 허옇게 각질이 일어나며 불긋불긋 화끈거리는 민감성 피부가 되더군요. 너무나 강력한 클렌징이 살아 있는 세포에 자극을 가해 미처 다 살아 보지도 못하고 죽게 만들어 모두 각질로 변한 것입니다. 그 여배우의 예쁜 피부가 과연 다른 관리 없이 꼼꼼한 다섯 단계의 클렌징으로 인한 것이었을까요? 저의 순진했던 믿음에 웃음이 나옵니다. 아마 가부키 분장과 같은 진한 화장을 하고 무대에 오른 날은 다섯 단계의 클렌징을 할 수도 있겠지만, 일반 내추럴 메이크업을 하는 피부에는 그에 맞는 내추럴 클렌징이 적합합니다. 아무리 좋아 보이는 방법이라도 자신의 피부 타입이나 특성을 무시한 채 연예인들의 유난스러운 관리법을 따라 하는 것은 위험합니다. 무엇보다 그것의 사실 여부를 알 수 없으니까요.

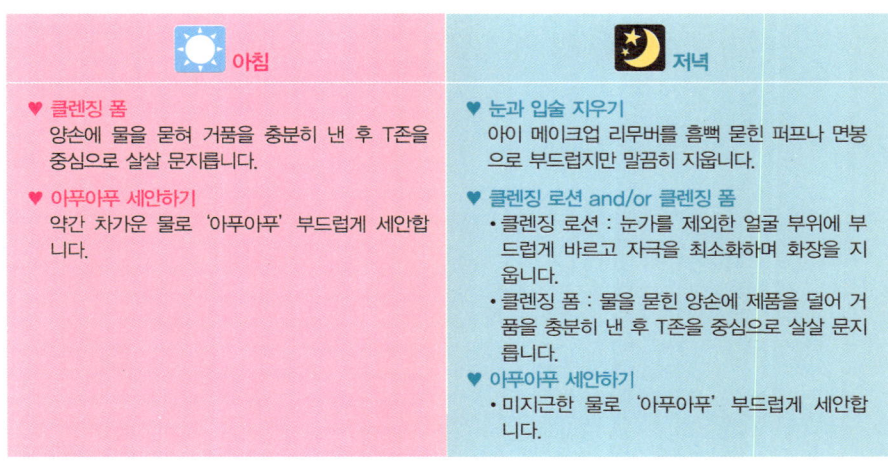

Golden Rule 05
피부 노화를 막는 딥 클렌징

피부가 전과 같지 않다면 딥 클렌징부터 하기

에센스는 피부 기저층의 새로운 세포 재생을 돕고 부족한 영양이나 수분을 강력하게 보충하는 제품입니다. 피부가 노화되는 느낌이 들면 우리는 먼저 고가의 에센스부터 찾지만 실은 에센스보다는 꾸준한 딥 클렌징과 위클리 각질 제거를 시작하는 것이 피부를 지키는 비법이죠. 각질 제거는 단순히 피부 표면의 더러운 때를 밀어 내는 것뿐만 아니라 기저층의 새로운 세포의 재생을 자극하는 작용을 합니다.

나이가 들면서 피부는 전체적으로 재생과 탈락의 주기가 점점 느려집니다. 이렇게 점점 느려지는 탈락의 강도를 물리적 방법인 각질 제거를 통해 자극하여 재생 메커니즘을 지속적으로 보완하는 것이지요. 매일매일 조금씩 올라오는 최상위 표면의 각질은 세안을 통해서 화장품의 색소, 피부의 노폐물과 함께 떨어져 나갑니다. 피부의 맨 위층에 있는 각질층을 자극 없이 부드럽게 떨어뜨리는 것이 데일리 각질 제거입니다. 하지만 데일리 각질 제거를 아무리 잘한다고 해도 일주일에 1~2회씩은 반드시 딥 클렌징을 해야 오랫동안 건강하고 아름답게 피부의 젊음을 유지할 수 있어요.

Q & A 화장이 자꾸 뭉친다면?

얼굴에 각질이 많으면 얼굴 톤이 칙칙하고 피곤해 보입니다. 화장을 해도 들뜨고 뭉쳐서 보기 싫어지죠. 살아 있는 피부 세포는 투명하고 미세 혈관의 건강한 혈색이 비쳐 양 볼이 발그레한 빛이 나서 활력 있어 보입니다. 각질 제거를 위한 딥 클렌징을 귀찮다는 핑계로 미루면 안 되는 이유입니다.

피지선은 자극을 받으면 마찰에 의해서 피지를 더 많이 분비하는 성질이 있습니다. 건성 피부라면 피지선의 분비를 촉진하기 위해 일주일에 1~2회 정도 딥 클렌징을 하고, 중성(정상)인 경우는 일주일에 한 번 정도, 복합성이나 지성인 경우에는 각자의 피부 상태에 따라 열흘에 한 번이나 2주일에 한 번 정도 딥 클렌징을 하는 것이 적당합니다.

자극 없이 부드럽게 딥 클렌징 하기

딥 클렌징을 하고 나서 피부에 트러블이 생기거나 각질이 심하게 올라온다면 제품에서 문제를 찾기보다 너무 세게 문질러 세안한 것은 아닌지 되돌아보세요. 피부는 매우 연약해 스크래치가 나기 쉬운 투명 유리와 같습니다. 부드러운 성분으로 더 부드럽게 딥 클렌징을 해주세요.

1. 딥 클렌징 후 세안은 따뜻한 물로 하기

딥 클렌징 후에는 자극을 준 피부를 달래기 위해서 따뜻한 물로 세안하는 것이 좋습니다. 너무 차갑거나 뜨거운 물은 피부를 상하게 하니 반드시 따뜻한 물로 부드럽게 세안하세요.

2. 눈가는 피하기

눈가의 피부는 각질층이 매우 얇기 때문에 자극을 받으면 주름이 생기기 쉽습니다. 얼마 있지도 않은 각질을 제거한다고 하다가 오히려 잔주름을 늘릴 수 있으니 조심 또 조심하세요.

딥 클렌징의 종류

스크럽(Scrub) 타입

스크럽은 알갱이로 각질 제거를 하는 방법입니다. 얼굴에 물을 충분히 적신 후 눈가를 제외하고 도포하세요. 그 다음 부드럽게 원을 그리면서 마사지하는데 부드럽게 잘 깎인 알갱이로 된 제품을 선택해야 자극이 없습니다. 두세 번 마사지를 하고 미지근한 물로 씻어 냅니다.

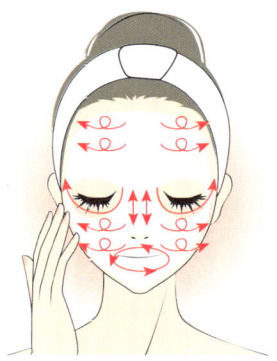

① **이마** : 나선형을 그리며 중앙에서 바깥쪽으로 마사지하듯 문지릅니다.
② **눈** : 눈썹 안쪽에서 조심스럽게 시작하여 다크서클 주변까지 원을 그리며 마사지합니다.
③ **코** : 코 옆을 위, 아래로 마사지하며 문지릅니다.
④ **볼** : 볼을 이등분하여 중앙에서 바깥쪽으로 나선형을 그리며 마사지하듯 문지릅니다. 아래쪽 볼도 같은 방법으로 마사지하는데 팔자 주름을 펴기 위해 위로 올리면서 문지릅니다.
⑤ **턱** : 인중에서 턱 쪽으로 마사지하듯 문지릅니다.

고마주(Gommage) 타입

피부 위에 진흙 타입의 각질 제거제를 발라 마르기 전에 살살 밀어 내면 불필요한 각질층이 진흙과 함께 부드럽게 밀립니다. 여기에서 두 가지 주의 사항은 눈가를 제외하고 바른다는 것과 반드시 마르기 전에 밀어 내야 한다는 것입니다. 얼굴에 주름이 생기지 않도록 바깥쪽으로 살살 밀어 내고 따뜻한 물로 세안하세요.

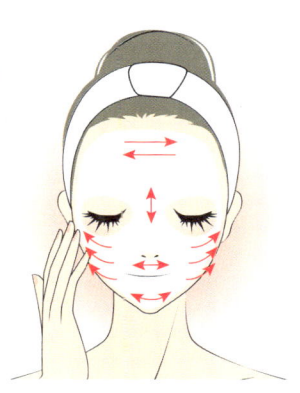

Skincare tip

손에 힘이 많이 들어가면 피부에 자극이 되므로 가급적 약지와 중지를 사용합니다.

효소나 AHA

과일에서 추출한 효소나 AHA를 이용하면 각질을 효과적으로 제거할 수 있습니다. 효소나 AHA를 피부 결에 따라 부드럽게 바르고 몇 분 후 물로 씻어 냅니다. 효소나 AHA같이 화학적인 딥 클렌징 제품은 피부에 바르고 씻어 내는 타입으로, 문지르는 것이 아니기 때문에 피지선을 자극하지 않아 지성이나 복합성 피부에 좋습니다. 단, 농도에 따라 피부에 자극이 될 수 있으니 민감성 피부라면 너무 강하지 않은 제품을 사용하세요.

Beauty Column

잔주름이 자리 잡기 전에 각질 제거제로 지워라

피부의 각질층을 한 층으로 보고 한꺼번에 관리를 하면 안 됩니다. 각질층은 바로 떨어져 나갈 준비가 되어 있는 살짝 들린 '박리층'과 바로 밑에 아주 촘촘하고 조밀하게 쌓여 본연의 방패막 기능을 하는 '조밀층'으로 나눌 수 있습니다. 우리는 매일매일 클렌징 폼으로 피지와 먼지, 메이크업을 닦아 내면서 박리층을 조금씩 떨어뜨리고 있지요. 반면 일주일에 한 번, 또는 두 번씩 '딥 클렌징'이라는 이름으로 하는 본격적인 '각질 제거'는 박리층 밑의 조밀층을 조금은 적극적으로 밀어 내거나, 그 연결 고리를 화학적으로 끊어 예정보다 하루나 이틀 먼저 떨어뜨리는 것입니다.

깊은 주름이 되기 전의 잔주름은 표피층의 아기 세포를 만드는 기저층의 줄기 세포들이 허약하기 때문에 생깁니다. 28일 주기로 탈락이 되는 표피의 줄기 세포들은 매우 바쁘고 타이트한 일정을 보내지만 어느 틈엔가 조금씩 그 속도가 저하되는데, 이때 주기적이고 규칙적으로 조금 일찍 탈락시키는 박리층의 각질 제거는 새로운 피부 세포를 잉태시키는 줄기 세포들의 게으름과 안일함을 깨워 긴장시키는 좋은 자극제가 됩니다. 그러므로 각질 제거를 단순히 때를 밀어 내는 행위라 생각하면 안 됩니다. 적극적인 안티에이징의 첫 스텝으로 생각하고 꾸준히 그리고 규칙적으로 각질 제거를 합시다!

Golden Rule 06

아~하! 클레오파트라의
비단결 같은 피부 비결, AHA

클레오파트라의 비단결 같은 피부 비결은 AHA라고 알려져 있습니다. 그녀가 풍미했던 시대는 기원전이니 그 효과가 가장 오래 입증된 화장품이 바로 AHA라고 할 수 있겠지요. 클레오파트라는 여행길에도 당나귀들을 수십 마리씩 끌고 다니며 나귀 젖으로 목욕을 했다고 합니다. 우유에 들어 있는 AHA 성분을 락틱이라고 하는데, 락틱에 비해 분자 크기가 더 작아서 침투가 빠른 글라이콜릭에시드(글리콜산 - 사탕수수에서 추출)는 화장품이나 피부 관리실에서 많이 사용됩니다. AHA는 사과, 토마토, 오렌지 등의 과일에도 많이 들어 있어요. 우리 피부의 각질층은 약 50%가 단백질인데, AHA는 피부 각질을 연화시켜 탈락을 유도합니다. 고기를 잴 때 키위나 배를 갈아 넣으면 질겼던 고기가 부드럽게 연화되는 것과 같은 원리이죠. 각질층의 탈락은 단순히 죽은 각질만을 제거하는 것이 아니고 피부 기저층에서 아기 세포를 생성하도록 유도하는 것으로, 근본적으로 보면 단순히 껍질을 벗겨 내는 것이 아니라 다시 아기 피부로 되돌아가는 것을 의미합니다.

AHA, 이렇게 바르세요

AHA를 그냥 바르면 흘러내리고, 피부에 고르게 도포되지 않습니다. AHA를 사용할 때는 거즈를 덮고 그 위에 발라야 피부에 밀착됩니다. 각질 제거 역시 피부에 자극을 주는 것이므로 부드럽고 꼼꼼하게 제품을 발라야 합니다.

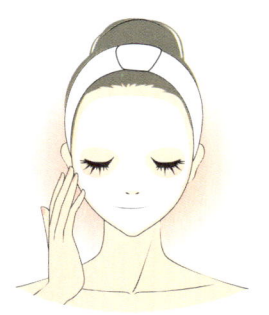

1 눈가 피부를 제외하고 AHA를 부드럽게 바릅니다.

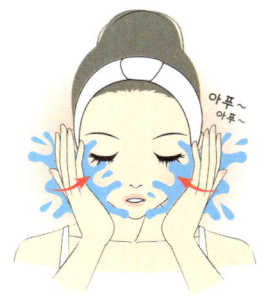

2 5~10분 후 찬물로 '아푸아푸' 세안합니다.

Skincare tip

AHA를 잘 닦아 내지 않으면 움푹 파인 콧방울 사이에 AHA가 끼어 밤사이 과도하게 껍질이 벗겨지므로 꼼꼼하게 닦아 냅니다. 피부는 과도한 자극을 가장 싫어해요. 그러니 AHA로 클렌징하는 날과 그 다음 날은 열과 마찰, 자외선을 피하고, 다른 딥 클렌징은 하지 마세요.

AHA, 집에서도 구할 수 있어요

AHA는 저렴하게 구할 수 있으면서도 효과가 큰 고마운 성분입니다. AHA를 집에서도 손쉽게 얻을 수 있는 방법이 있는데, 유통 기한이 살짝 지나 시큼해진 우유나 플레인 요구르트가 있다면 아예 하루 정도 실온에 꺼내 놓고 발효시킵니다. 유제품에서 발효된 젖산은 각질을 부드럽게 탈락시키고 보습 효과까지 있는 클레오파트라식 화장품입니다. 그리고 플레인 요구르트 한 통은 목욕을 할 때 가지고 들어가서 마지막 헹굼

전에 온몸에 바르고 흡수될 때까지 가볍게 마사지하세요. 팔꿈치나 무릎 등 거칠고 각질이 많은 부분을 비단결처럼 부드럽게 만들어 준답니다. 또한 늦여름에 떨어지고 뭉개져 시큼한 술 냄새까지 나는 포도알을 모아 껍질까지 으깬 후 거즈 위에 올려 팩을 해보세요. 포도에는 주석산의 AHA가 들어 있고 화이트닝 기능도 있습니다.

또 사과, 오렌지 등의 과육과 껍질에는 각질 제거에 좋은 AHA와 비타민, 항산화 성분이 가득합니다. 이들 과일로 주스를 만들어 마신 뒤 남은 과육을 팩으로 쓴다면 몸 안과 밖의 아름다움을 모두 채우는 최고의 영양제가 될 거예요.

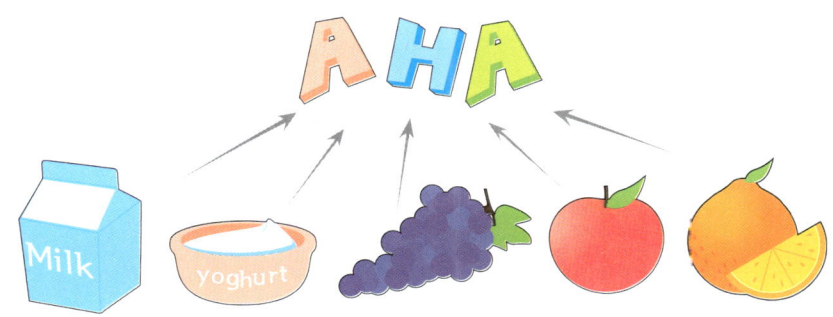

Skincare tip

작은 습관이 피부 결을 바꾼다!

하루 종일 지치고 힘들었던 피부는 밤사이에 프리레디컬의 방출을 복구하고 중화시키며 다시 새로운 하루를 맞이하기 위한 준비를 합니다. 아침에 일어나서 거울을 보면 밤사이 피부가 재생 작업을 하며 분비한 피지와 각질이 뒤엉켜 번들거립니다. 아침에는 피부 세포들을 깨우고 활력을 불어넣기 위해 깨끗하고 부드럽게 세안하세요. 그래야 하루 동안 피부를 보호하고 에너지가 되는 토닝 로션과 에센스, 로션의 성분들이 잘 흡수된답니다. 저녁에는 하루 종일 공해와 바람, 기온의 차이, 정신적인 스트레스, 두 시간마다 두들겨 바르던 트윈 케이크의 가루들, 왕성하게 배출된 피지 등으로 지칠 대로 지친 피부를 자극하지 않도록 부드럽게 클렌징하세요.

화장품을 접한 이후 평생 하루에 두 번 이상 클렌징하는 당신, 화장은 하는 것보다 지우는 것이 중요하다는 것은 잘 알고 있습니다. 무엇으로, 어떻게 지워야 하는지 조금만 고민하고 클렌징한다면 30년 후 고가의 안티에이징 에센스를 쥐고 있는 친구보다 10년은 젊은 피부를 자랑하며 부러움과 시샘의 눈빛을 한 몸에 받을 수 있을 거예요.

고가의 화장품보다 초라하지만 매일매일 나를 꾸며 주는 내 화장대가 피부에는 '하루 세끼 보약'입니다. '토닝 로션 → 부스터 에센스 → 아이 제품 → 에센스 → 로션 or 크림 → 자외선 차단제'로 이어지는 화장품 바르는 순서를 꼭 기억하고 실천하세요. 아이 케어와 자외선 차단, 모공 관리는 여성들이 특히 많이 고민하는 부분입니다. 눈가의 부기를 방지하는 마사지와 자외선 차단제의 올바른 사용법, 모공 케어법을 반드시 숙지하고 넘어가세요. 그리고 또 한 가지 '화장발'이 먹힐 때 관리해야 한다는 것, 잊지 마시고요!

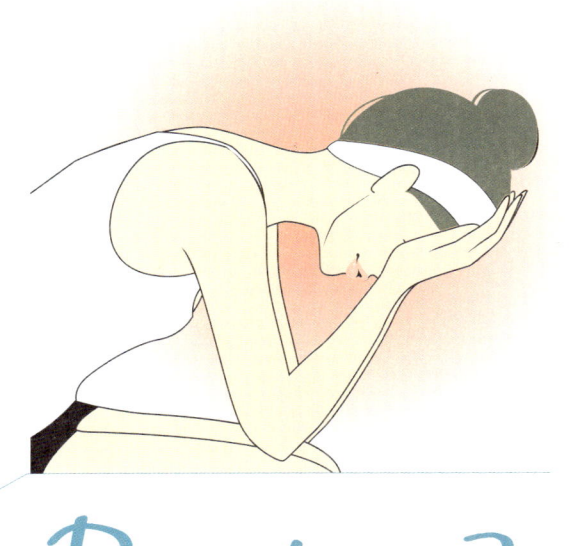

Part 03
데일리 케어

Golden Rule 07
매일매일 예뻐지는 **기초 공사**

봄, 가을마다 벼르고 먹는 보약보다 더 좋은 것이 하루 세끼 먹는 밥이라고 하지요. 피부 관리실에서 일주일에 두 번씩 갈라진 얼굴에 호사스러운 팩을 해도 매일 아침저녁으로 내 초라한 화장대에 앉아 꾸준히 케어하는 것만 못합니다. 피부 관리실에 가지 않아도 매일 마주하는 내 화장대가 내 피부에는 고마운 진수성찬이지요. 게으름과 함께 작지만 피부에 치명적인 습관을 하나씩 고쳐 나가세요.

피부는 사람에 따라 두께, 피지의 분비량, 미세 순환의 정도가 모두 다릅니다. 내 피부의 상태를 제대로 알고 그에 맞는 기능의 제품을 선택해서 올바른 방법으로 케어하세요. 좋은 제품과 올바른 방법이 만나면 엄청난 시너지 효과를 냅니다. 효과가 좋다고 소문난 제품을 거액 주고 장만해서 열심히 발랐는데도 영 신통치 않다면 '어떻게 발랐느냐'와 '나의 라이프스타일이 어떠한가'를 반성해 보세요. 화장품 하나만으로 기적이 일어나길 바란다면 약장수에게 속은 것입니다. 젊은 피부를 유지하는 것은 나의 노력과 시간에 비례합니다.

화장품을 어떤 순서로 발라야 하는지 고민하는 사람이 생각보다 많습니다. 화장품 회사마다 조금씩 다르지만, 사실 바르는 순서보다는 어떻게 흡수시키느냐가 더 중요해요. 우선 피부 결을 정돈하는 토닝 로션을 바르고 그다음에 아이 크림, 에센스를 바릅니다. 로션이나 크림은 에센스처럼 깊이 흡수되어야 하는 것이 아니고 겉옷처럼 피부 위에 남아 보호막이 되어야 하기 때문에 에센스의 다음 단계에서 바르세요. 아이 제품은 에센스 전에 바르는 것이 좋은데, 그 이유는 페이스 전용 제품인 에센스나 로션, 크림은 안과 테스트를 받지 않은 제품이 대부분이기 때문입니다.

토닝 로션

● 목적 : 다음 단계 준비하기
● 기능 : 클렌징 + 수분 공급

일명 '스킨'이라고 불리는 토닝 로션은 클렌징 라인에 속해 있으며, 피부의 노폐물을 제거하고 피부 결을 정돈시켜 다음에 바르는 제품의 흡수를 돕는 기능을 합니다. 코튼 퍼프에 토닝 로션을 흠뻑 적셔 피부 결을 따라 부드럽게 닦아 내세요. 퍼프에 너무 적은 양을 적셨거나, 무리하게 문지르면 피부에 자극을 줄 수 있으니 주의하시고요. 솜털 같다는 코튼도 가느다란 화이버라는 사실을 명심하세요. 무심코 가하는 압력으로 인해 솜털이 무기로 돌변하는 일을 초래할 수 있습니다. 더구나 클렌징 폼이나 물로 씻어 낸 피부는 방어벽이 없어 물의 온도나 세안제에 민감한 상태입니다. 세안 후 토닝 로션으로 수분을 공급하고 진정시켜 다음 단계를 준비하세요.

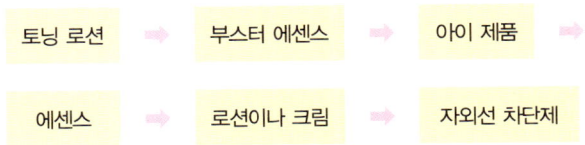

Q 부스터 에센스는 무엇인가요?

A 최근 화장품에서 가장 끌리는 단어가 아마 '부스터' 아닐까 싶습니다. 부스터는 꺼져 가는 젊음과 에너지를 끌어 올려 다시 깨워 주는 기능을 합니다. 그래서 에센스를 바르기 전에 부스터 에센스를 발라 피부를 깨우고 피부가 영양분을 흡수할 수 있는 준비를 하도록 합니다.

Golden Rule 08
노화를 정지시키는 **아이 케어**

'노화'에 대한 걱정은 눈가 피부에서 나타나는 잔주름으로부터 시작됩니다. 눈 주위의 피부 표피는 티슈 한 장 두께밖에 되지 않을 만큼 얇고 땀과 피지의 분비도 거의 없어 건조하고 주름이 생기기 쉽습니다. 그런 데다 눈은 잠자는 시간만 빼면 계속 깜박이고 움직이며, 손으로 비비고, 화장도 하기 때문에 제대로 닦아 내지 않으면 많은 문제가 생깁니다. 거친 색조 성분 조각들이 피부의 색소 침착을 일으키고, 피부를 민감하게 만들며, 제대로 닦아 낸다고 너무 박박 문질러도 자극이 되어 주름을 만듭니다. 그렇다면 어떻게 해야 낮에는 매혹적인 눈 화장으로 부드러운 눈빛을 전달하고, 밤에는 맑고 부드럽게 세안하고 케어할 수 있을까요?

눈가 피부를 관리하는 3가지 규칙

1. 눈가에 페이스 크림이나 로션은 NO!
얼굴 피부는 눈가의 피부보다 두껍고 콜라겐이 풍부하며 피지 분비도 왕성합니다. 따라서 얼굴에 바르는 크림이나 로션은 아이 제품과는 달리 안과 테스트를 거치지 않은 성분도 들어 있기 때문에 눈가에 바르기에는 적합하지 않아요. 클렌징 크림이나 클렌징 오일로 얼굴을 닦아 내면서 눈가까지 함께 비비는 것도 눈가 피부에는 치명적입니다. 눈은 예민한 기관이라 자극을 쉽게 받고, 세포막을 다른 점막이 둘러싸고 있어서 오일 성분으로 인해 부어오를 수도 있습니다. 그러므로 눈가에는 반드시 안과 테스트를 거친 아이 전용 클렌저와 아이 제품을 사용하세요.

2. 매일 꼼꼼하게 체크하고 케어하기

눈가는 보호막도 거의 없는 얇은 종이 같은 피부로 이루어진 데다 수많은 표정을 드러내다 보면 아직 어린 피부래도 눈에 띄는 깊은 주름이 생깁니다. 어느 누구도 '주름진 표정'으로 마음의 창을 열고 싶지는 않을 것입니다. 눈가 피부는 매일매일 꼼꼼하게 체크하고 케어해야 합니다. 모든 것은 예방이 최고라는 걸 잊지 마세요.

3. 표정이 풍부할수록 관리에 더 신경 쓰기

표정이 풍부해서 매력적이지만 거울을 볼 때마다 진한 주름이 거슬린다면 눈가 피부 관리에 더 힘써야 합니다. 젊었을 때는 귀엽다고 칭찬받던 눈웃음이 나이가 들면 까마귀 발자국처럼 양쪽 눈가에 강한 자국을 남기기 때문입니다.

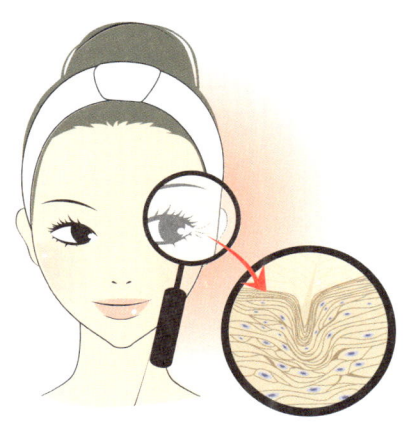

아이 제품 바르기

비교적 힘이 약한 중지와 약지에 제품을 덜어 체온으로 데운 후 눈꺼풀 위, 아래에 발라 제품이 충분히 흡수될 때까지 가볍게 두드려 쓸어 줍니다. 노폐물이 빠져나갈 수 있도록 안쪽에서 바깥쪽으로 두드립니다. 이때 손가락에 힘을 주어 쓸어 올리거나 문지르지 않도록 주의하세요. 손가락의 약한 힘이라도 눈가 피부에는 자극이 될 수 있습니다.

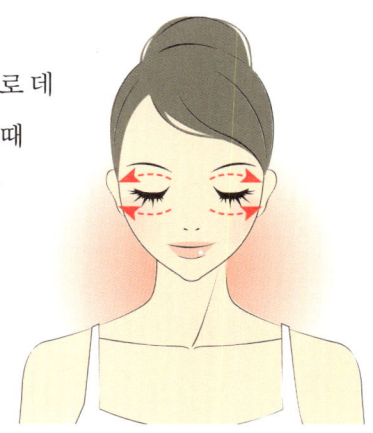

눈 밑에 bag? '아이 백'

눈가 피부는 매우 얇은 데다 계속 움직이고 있습니다. 또 메이크업 피그먼트가 여러 겹 쌓여 너무 살살 닦으면 제대로 닦이지 않거나 반대로 너무 세게 비벼 닦으면 자극이 됩니다. 이런 자극이 여러 해 계속되면 피부가 늘어지고 늘어진 피부 사이의 공간으로 지방이 쌓여 주머니처럼 되는데, 이것을 아이 백(eye bag)이라고 합니다. 눈이 자주 붓고 부종이 생기는 사람에게 흔히 나타납니다.

아이 백을 예방하려면 미세 순환을 도와 탄력을 주고 부종이 생기지 않게 하는 아이 제품으로 케어하는 것이 좋습니다. 평소에 컴퓨터를 하다가도 한 시간에 한 번씩은 먼 곳을 응시하고 눈을 쉬게 한 후, 손바닥으로 아이 백이 생기는 눈 아래쪽을 지그시 눌러 주세요. 혈액 순환과 림프 순환을 촉진하여 부기를 방지하고 다크서클이 생기는 것을 막아 줍니다.

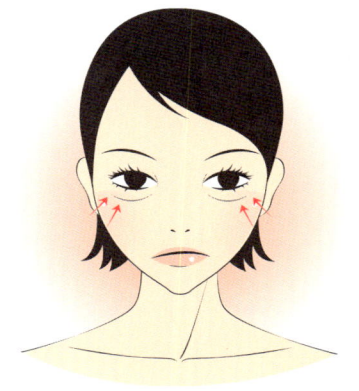

Beauty Column

수시로 마사지하여 눈가의 부기방지하기

양 손바닥에는 쿠션이 있는데 눈 아래 뼈에 딱 맞는 사이즈입니다. 눈 아래 뼈에 이 쿠션을 대고 눈 안쪽에서부터 바깥으로 굴려 정체된 부종과 혈액을 빼주세요. 이때 손바닥은 달걀을 쥐듯이 동그랗게 하여 눈동자를 누르지 않아야 합니다.

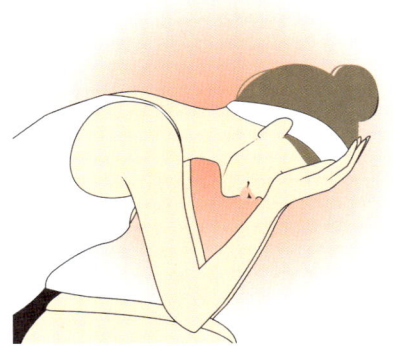

Golden Rule 09
피부 고민의 해결사 **에센스**

피부의 고민을 가장 빠르게 해결해 주는 농축 제품을 에센스라고 합니다. 에센스는 혈액 중 영양 성분이 많은 혈청을 뜻하는 '세럼'이라고도 하는데, 그만큼 피부에 영양을 주는 제품입니다. 보통 에센스를 바르기 전에 부스터 에센스를 사용하는데, 잠이 덜 깬 피부를 깨우거나 지친 피부를 진정시켜 고농축 에센스의 흡수를 돕는 역할을 담당하죠. 에센스는 활성 성분을 고농축한 것으로 기능성 제품들이 많은데, 피부가 스스로 자기 기능을 하지 못하고 노화가 시작되면 이러한 활성 성분들이 보조제의 역할을 해서 피부 노화를 억제합니다. 활성 성분들은 입자가 작고 피부 침투력이 좋아 피부 깊숙이 흡수되어 세포 재생을 돕는 역할을 합니다.

에센스 제대로 바르기

제품을 덜어 양손으로 데운 후 얼굴의 중앙에서 바깥쪽으로 부드럽게 눌러 흡수시킵니다. 이때 에센스가 피부 표면에 남아 있지 않도록 가볍게 두드려서 충분히 흡수시키세요.

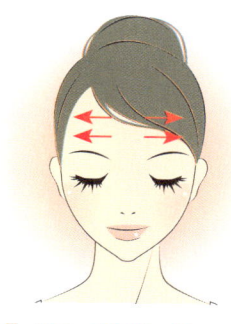

1 이마는 가운데를 기준으로 하여 양쪽으로 나눈 후 손바닥으로 쓸어 줍니다.

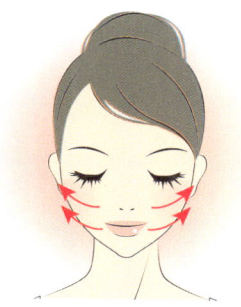

2 좌우 볼은 각각 중앙에서 바깥쪽으로 마사지합니다.

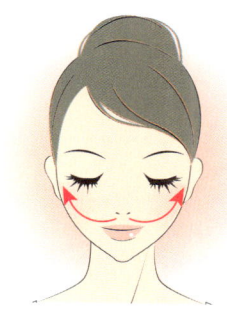

3 턱은 팔자 주름을 편다는 느낌으로 인중에서 시작하여 귀 부근까지 마사지합니다.

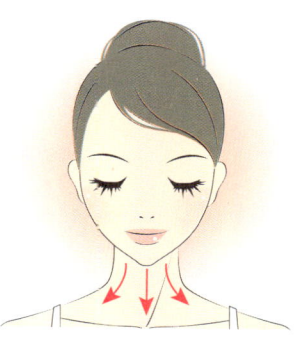

4 목은 위에서 아래로 부드럽게 마사지합니다.

대표적인 5가지 에센스의 종류 및 효과

1. 화이트닝 에센스

멜라노사이트 내의 멜라닌 생성 억제, 표피층으로의 확산 억제, 이미 생겨 침착된 멜라닌을 제거하여 뽀얗고 투명한 잡티 없는 피부를 만들어 줍니다.

주요 성분 : 비타민 C(아스코르빅 에세드, 아스코빌 팔미테이트), 하이드로퀴논, 코직에시드, 알부틴, 닥나무 추출물, 멜버린 등

2. 안티에이징(노화 방지) 에센스

콜라겐 합성 부스트, 세포 턴 오버 활성, 피부 보호를 통해 탄력을 되찾고 생기를 부여하며 주름을 완화합니다.

주요 성분 : 폴리페놀, 비타민 C·A·E징코빌로바, 히알루론산, 펩타이드, 코엔자임Q10 등

3. 피지 정상화 에센스

피지 분비 억제, 분비된 피지 흡수, 염증 완화, 피부 결점 생성을 방지해 번들거리지 않고 뽀송뽀송한 피부를 만드는 데 도움을 줍니다.

주요 성분 : 실리카, 사포닌, 위치 하젤, 살리실릭 에시드, 썰파(유황) 등

4. 수분 공급 에센스

수분 부족으로 인해 땅기고 푸석푸석한 피부에 보호막 강화, 수분 공급을 하여 촉촉하고 편안한 피부를 만들어 줍니다.

주요 성분 : 히알루론산, 세라마이드, 시어버터, 스쿠알란, 호호바오일, Sodium PCA, 미네랄 오일, 페트롤라툼(바세린) 등

5. 민감성 에센스

민감한 피부를 진정시켜 안정을 주고 달래는 기능을 합니다.

주요 성분 : 리코라이스, 린덴, 알란토인, 알로에베라, 캐머마일(아줄렌), 카렌듈라, 센텔라아시아티카, 징코빌로바, 라벤더 오일 등

6. 부스터 에센스

아침에는 피부를 깨우고 수분과 비타민 공급, 밤에는 진정시켜 다음 단계인 메인 트리트먼트의 흡수력을 높여 줍니다.

주요 성분 : 비타민 C, 캐머마일, 린덴, 인삼 등

25세, 꺾어진 50… 안티에이징 화장품을 발라야 하나요?

25세의 피부는 인생에서 가장 아름답지만 동시에 이제는 스스로 가꾸고 지켜 나가야 할 책임을 동반하는 나이입니다. 흔히 25세를 가장 절정의 나이라고 하면서 이제부터는 급속히 노화가 진행된다고 관리사나 화장품 회사가 으름장을 놓는 것을 종종 듣습니다. 그럴 때마다 갑자기 피부의 까칠한 각질이나 주름이 보란 듯이 눈에 띄면서 화장품 매장에 들러 안티에이징 제품을 줄줄이 사야 할 것 같은 충동을 느낍니다. 그런데 또 누구는 20대부터 고기능 화장품을 사용하면 정말 나이 들어 화장품을 바를 것이 없다면서 과도한 항생제의 내성이 피부에도 적용된다고 경고하는 바람에 이러지도 저러지도 못하곤 하죠. 그러면 언제부터 안티에이징 제품을 발라야 할까요? 이 질문을 하기 전에 스스로 나의 피부는 지금 '에이징'이 되고 있나부터 생각해야 합니다.

불행히도 우리의 25세는 엄마들이 살았던 25세의 환경과 상당히 다릅니다. 우리를 둘러싼 환경은 공해도 열 배는 넘게 심해졌고 자외선의 세기도 극심해졌으며 감지하지도 못할 강력한 전자파로 가득 차 있습니다. 새벽에 일어나 영어 학원, 중국어 학원에서 일과를 시작하며, 푸시맨들에 밀려 지옥철에 간신히 몸을 맡기고 뛰어들어 간 사무실에서는 하루 종일 뚜껑 열리는 많은 일과를 감내해야 합니다. 퇴근 후엔 친구들이나 동호회 모임 또는 피트니스에서 죽기 살기로 뛰기도 합니다. 담배 연기 가득 찬 바에서 간접인지 직접인지 모를 흡연을 하며 자정까지 술을 마시면서 남은 기운을 다 쏟아 붓고는 집에 들어와 제대로 화장을 지우지도 않고 겨우 몇 시간 눈을 붙입니다. 스스로 혹독한 환경에서 내적, 외적 힘겨운 스트레스 안에서 살고 있다면 20대에도 안티에이징을 해야 합니다. '어린 주름'은 아무리 어려도 아름답지 않습니다. 오히려 깊은 주름의 뿌리가 되어 50세 즈음에는 뼈에 사무치는 후회를 하게 될 것입니다. 훗날 50세가 되어 게을렀던 과거를 탓하며 산삼보다 더 강력한 안티에이징 제품을 찾아야 할지도 모릅니다. 나이보다 젊어 보이는 얼굴로 여유롭고 우아한 중년을 맞이하고 싶다면 25세부터 좀 더 부지런하게 스스로를 가꿔 나가도록 합시다.

Golden Rule 10
데이 로션과 크림 &
나이트 로션과 크림

로션·크림 바르기

에센스가 속옷이라면 로션이나 크림은 겉옷과 같습니다. 겉옷이 신체를 외부의 해로운 공해, 기온 차, 자외선으로부터 막아 주는 것과 같이 데이 로션과 크림은 외부에 노출된 얼굴을 보호해 주고, 나이트 로션과 크림은 지친 피부를 달래며 진정시킵니다.

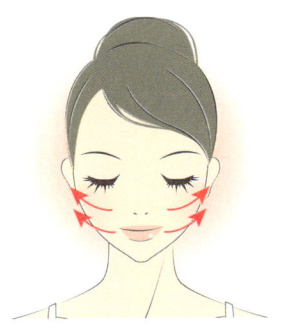

1 얼굴의 중앙에서 귀 부근까지 살짝 끌어 올리는 느낌으로 바릅니다.

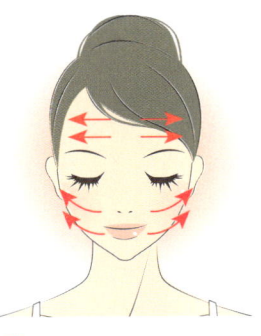

2 눈가를 제외하고 볼 → 턱 → 이마의 순서로 바릅니다.

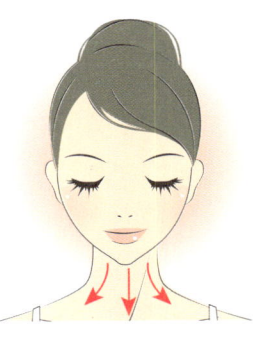

3 목은 쇄골 방향으로 가볍게 눌러 줍니다.

데이와 나이트 제품 구분해 바르기

화장품 회사마다 데이, 나이트 제품의 구분이 명확하지 않지만, 굳이 구분하려면 성분을 살펴보면 됩니다. 우리 몸은 엄마의 배 속에서부터 아침과 밤의 바이오리듬을 다르게 학습해요. 아침에는 활동을 시작하고 밤이 되면 노곤해져 지친 몸과 두뇌는 휴식을 취하길 원하죠. 낮에는 우리 몸의 수많은 세포와 조직들이 모두 깨어나 에너지를 만드는 대사 활동을 하고 밤이 되면 휴식을 취하면서 외부, 내부로부터 생긴 스트레스와 프리레디컬을 제거하고 고장 난 부분을 수선합니다. 아침에 진정과 휴식을 취하게 해주는 릴랙싱 허브티를 마시고 출근을 하는 것보다는 에너지와 활력이 가득한 비타민 주스를 마시는 것이 도움이 되듯이, 아침에는 피부에 생기와 에너지, 보호 작용이 있는 성분을 바르는 것이 좋고, 밤에는 지친 피부 세포에 진정과 안정을 주어 다음 날을 위해 푹 쉴 수 있도록 하는 성분이 좋습니다. 또 아침에는 잠을 깨우고 긴장감을 주는 시원한 물로 세안하고, 밤에는 따뜻한 물로 진정시키며 달래는 것이 좋습니다.

에센스 3개 + 로션 + 영양 크림?

왜 우리나라 여성들은 에센스를 세 개씩 바르고도 로션과 영양 크림을 또 찾는 것일까요? 단순히 화장품에 대한 욕심? 화장품 회사의 얄팍한 상술에 속아서? 아닙니다. 우리나라의 대기는 매우 건조해서 피부는 늘 수분을 빼앗기고 있어요. 습한 여름에는 건조한 에어컨의 바람에 바싹 마르고, 겨울에는 널어 놓은 스웨터가 바싹 마를 정도의 지나치다 싶은 난방으로 자고 일어나면 목이 아픕니다. 건조한 외부 공기에 그대로 노출되어 수분을 계속 빼앗기는 우리 피부는 동남아시아의 여성들보다 조금 더 '촉촉한' 제품을 찾게 됩니다. 그래서 에센스와 로션을 충분히 바르고도 그 위에 영양 크림이라는 리치한 크림을 또 찾아 바르는 것이지요. 거기에 이런 돈 되는 습관을 마다할리 없는 화장품 회사의 상술까지 한몫을 더하고 나니 겨울에는 건조한 날씨라 견딜 만하지만 끈적거리는 여름에는 작은 뾰루지들이 기승을 부려 걱정인 여성들이 많습니다. 아침 출근길, 너무 많은 제품을 피부에 더하지 마세요. 무엇이든 지나치면 좋을 것이 없어요. 화장품보다 더 중요한 건 내부 공기를 너무 건조하지 않게 유지하는 것입니다. 너무 센 난방과 냉방은 몸에도 해롭지만 피부에도 치명적입니다. 에어컨이나 히터에 피부를 직접 노출하는 것을 피하고, 물을 충분히 마시고, 짠 음식과 탄산음료의 섭취를 줄이세요. 피부가 건조하고 땅기는 느낌이 든다면 먼저 내부의 수분 레벨을 체크해 봅시다. 그것이 로션 위에 또다시 똑같은 기능의 크림을 덧바르는 것보다 건강한 아름다움을 얻을 수 있게 하는 현명함입니다.

겨울에는 두껍고 따뜻한 옷을 입고 여름에는 가볍고 상쾌한 옷을 입듯이 피지가 많이 분비되는 지·복합성의 피부나 여름철에 가벼운 질감을 원하는 사람은 로션이나 젤 타입이 좋고, 건조함을 느끼는 건성 피부이거나 겨울철에는 리치한 크림을 바르면 좋습니다. 요즘에는 피부 타입에 맞추어 로션이나 크림을 한 가지만 발라도 되는 제품을 출시하는 추세입니다. 그래도 피부가 땅기고 뭔가 허전한 느낌을 떨쳐 버릴 수 없다면 일주일에 한두 번씩 위클리 케어로 팩이나 오일을 바르세요. 피부에 두터운 옷을 입혀 하루 종일 땀을 흘리며 답답해하지 말고, 쉬는 날에는 여유 있게 정기적인 인텐시브 케어로 보양식을 공급하는 것도 좋은 방법입니다.

Golden Rule 11
피지 분비가 거의 없는
연약한 입술을 위한 립 케어

눈가도 피지와 땀의 분비가 불규칙하고 거의 없는 편이지만 입술은 완전히 없다고 해도 과언이 아닙니다. 각질층도 매우 얇아서 혈관이 그대로 비쳐 붉은색을 띱니다. 입술은 천연 유·수분 보호막이 없고 부실한 각질층으로 연약하기 그지없음에도 불구하고 차가운 바람이나 강렬한 자외선, 담배의 니코틴, 뜨겁거나 차갑고 매운 음식물, 물어뜯는 습관 등 온갖 시련을 견디고 있습니다. 다행히 입술 주변은 콜라겐이 풍부한 두꺼운 피부라 주름이 덜 생기는 편입니다. 그러나 하루 종일 말하고, 먹고, 숨쉬고, 침을 바르고, 거친 립스틱의 색소에 시달리다 보면 어느 날 입가에는 쪼글쪼글 주름이 잡히고 얇고 평평해져 선이 또렷하지 않게 됩니다.

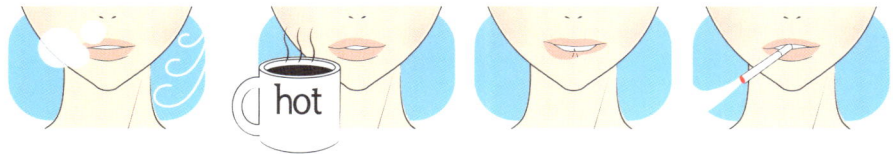

입술 주변 주름은 굵은 편이라 한 번 생기면 회생이 불가능합니다. 특히 흡연을 통해 흡수되는 니코틴 등 유해 물질과 발암 물질은 폐로 가기 전에 입술에 먼저 치명적인 해를 입힙니다. 하루에 단 몇 개비라도 담배를 물고 빨아들인다면 입가의 주름이 그 모양대로 잡히도록 연습하는 것입니다. 담배를 피우는 입술은 그렇지 않은 입술보다 노화가 훨씬 빠르게 진행되고 혈액 순환도 나빠져 검은 빛이 돕니다.

팔자까지 풀리는 입가의 팔자 주름 펴기

입가에 팔자 주름이 있는 얼굴과 없는 얼굴은 적어도 10년 이상의 나이 차이가 느껴집니다. 팔자 주름은 지난 세월의 낡은 훈장과 같아서 일단 자리 잡은 훈장을 흔적 없이 떼어 내기란 무척 어려운 일입니다. 다음의 단계를 지속적으로 반복하면 입가의 팔자 주름을 쫘악 펼 수 있습니다.

① 탄력 에센스나 데이 로션, 크림을 바른 후 양손을 일자로 하여 얼굴 중앙을 덮고 5초 동안 지그시 눌러 줍니다.
② 손을 약간 벌려 뺨 쪽으로 이동한 후 같은 방법으로 5초 동안 부드럽게 눌러 줍니다.
③ 귀 앞쪽에서 같은 방법으로 5초 동안 부드럽게 눌러 줍니다.

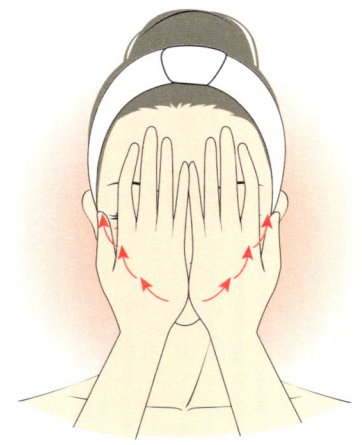

하루 15초의 작은 습관이 팔자 주름을 펴 줍니다. 늘 그렇듯이 좋은 습관 하나가 인생을 바꿀지도 모르는 일이니 매일매일 따라 하도록 하세요.

Golden Rule 12
피부 노화의 주범
자외선을 차단하자

피부를 노화시키는 외적인 주범을 두 가지 꼽으라면 공해와 자외선을 들 수 있습니다. 특히 자외선이 피부에 치명적이라는 것은 누구나 알고 있는 사실이죠. 흔히 많은 사람들이 여름에 오일을 바른 채 일광욕을 즐기지만 자외선에 노출된 피부는 그 흔적을 꼭 남깁니다.

UVA와 UVB

지구에 직접 도달하는 자외선은 UVA와 UVB로 나뉘는데, 피부를 노화시키는 UVA는 이른 아침부터 해가 지기 전까지 우리의 피부에 깊이 침투합니다. 붉게 화상을 입히지는 않지만 피부를 눈에 보이지 않게 노화시키며 태닝하기 때문에 노화선 또는 태닝선이라고도 합니다. 예쁘고 섹시하게 태닝하기를 원한다면 피부가 늙는 것은 감수해야해요. 태닝을 하면서 건강한 피부를 동시에 갖는 것은 불가능합니다. UVA는 일 년 365일 거의 비슷한 강도이므로 이른 아침이나 늦은 오후의 햇살에도 결코 방심하지 마세요!

UVB는 피부에 화상을 입히는 자외선입니다. 강한 햇살 아래서 무방비로 태닝을 하고 나면 어깨나 등, 콧잔등의 꺼풀이 벗겨지는데 이것은 화상을 입은 것으로 심하면 수포가 생기기도 합니다. 정도에 따라 흉터가 생기고 눈가나 뺨에 기미로 그 흔적을 남깁니다. 오전 10시부터 오후 2시까지가 가장 강하니 이 시간에는 외출을 자제하는 것이 기미를 막는 방법입니다.

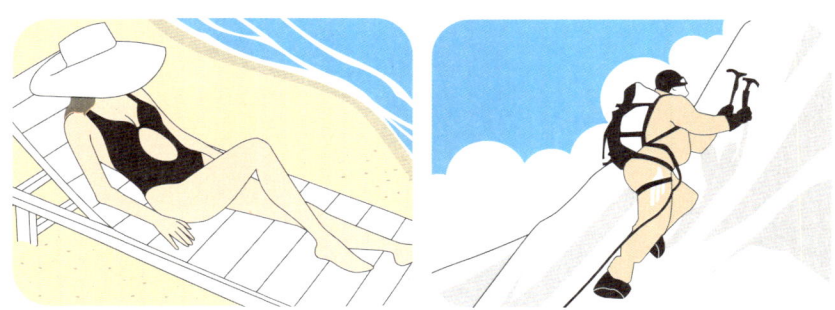

뜨거운 모래밭에 작열하는 태양만이 자외선이라고 여긴다면 잘못된 생각입니다. 영하 10도가 넘는 스키장의 눈밭에 반사되는 자외선은 훨씬 강한 영향력을 행사합니다. 눈 덮인 영하의 히말라야나 에베레스트를 등정한 산악인들의 피부가 검게 탄 것은 바로 강한 자외선 때문입니다. 그들의 피부는 강렬한 UVA가 피부 진피층의 콜라겐을 파괴하고 노화시켜 피부 두께가 매우 얇고 약한 상태로 변합니다. 이처럼 자외선은 냉선이기 때문에 온도로 그 강도를 측정해서는 안 됩니다.

SPF 지수를 보고 차단제를 고르지 말 것

SPF 지수는 화장품을 과학적으로 보이게 하는 멋진 숫자입니다. 하지만 어떤 화장품도 숫자를 사용해서 화장품이 채워 줄 수 있는 주름의 깊이를 보여 주거나 몇 살을 젊게 해줄 수 있다고 수치화하여 보여 줄 수는 없습니다. 자외선 차단제의 SPF 지수는 막연한 느낌의 화장품에 논리적인 숫자를 사용하여 "두 시간은 자외선을 차단할 수 있어." 혹은 "10시간은 끄떡없어."라는 생각을 하게 하지요. 명확한 숫자로 내가 원하는 제품을 고를 수 있다니 환상적이라고 할 수 있지만 이것은 엄연히 실험실에서 움직임 없이 손가락 한 마디 정도의 피부에 화장품 샘플을 얹어 인위적으로 UVB를 조사하여 따가움을 느끼고 붉게 피부가 홍반을 일으킨 시간을 측정한 것임을 기억하세요. 개인적인 피부 상태나 컨디션을 고려하지 않고 실험실에서만 이루어진 측정 결과는 해변에서 땀 흘리고 바닷바람을 맞으며 물속에 들어갔다 나온 후의 차단력 측정값과 큰 차이가 있습니다.

SPF의 10시간을 의미하는 숫자 '40'은 일상생활에서 큰 의미가 없습니다. 그래서 하루 종일 차단이 가능하다는 숫자인 SPF 50을 판매하며 한두 시간마다 덧바르라는 판매원의 말은 우리를 어리둥절하게 만들지요. SPF 10이든 SPF 50이든 어차피 한두 시간마다 덧바르거나 다시 발라야 한다면 허울 좋은 숫자에 속지 말고, 어떤 성분이 들어 있는지를 확인해 보는 것이 좋습니다. 자외선 차단제는 피부 트러블을 일으키기 쉬우니 자극이 심한 성분이 들어 있지는 않은지 살펴봐야 합니다. 더구나 SPF의 지수를 높이기 위해서는 다양한 화학 성분을 첨가해야 하기 때문에 무조건 지수가 높은 것을 선호하는 것은 잘못된 생각입니다.

Q 자외선 차단제, 덧바를수록 좋은가요? 또 무조건 차단 지수가 센 것이 좋은 건가요?

A SPF 15 데이 로션 + SPF 30 자외선 차단제 + SPF 20 파운데이션 = SPF 65가 될까요? 안타깝게도 SPF 기능이 있는 제품을 아무리 덧발라도 차단 지수가 덧셈이 되는 것은 아닙니다. 하지만 땀과 물에 쉽게 지워지는 차단제를 서로 보완하여 차단력을 강화하는 기능은 있으니 여러 번 덧바르는 것은 좋은 방법입니다.

SPF 15까지는 자외선 차단율이 상승하지만, SPF 30이 되면 SPF 15와 비교해서 그저 3.3% 정도 더 차단될 뿐입니다. 그래서 미국과 호주에서는 SPF 30 이상은 차이를 두지 않고 같다고 보고 SPF 30 이상을 SPF 30+로 표시합니다. 즉 SPF 40이나 SPF 50을 SPF 30+로 표기해 판매하고 있습니다. 하지만 우리나라에서는 SPF 50 이상은 SPF 50+로 표시합니다. 물론 화장품 회사의 입장에서는

0.1%의 차단력 상승을 위해 많은 연구를 하여 더 완벽한 차단제를 만드는 것이 목표겠지만, 민감하고 예민한 피부는 0.1%의 상승을 위해 피부 염증을 유발하기 쉬운 화학 성분을 두 배로 바르는 것이 부담되겠지요. SPF 15보다 SPF 30이 두 배로 보호되는 것이 아니고 SPF 50이 세 배로 보호되는 것이 아니라는 사실을 잊지 마세요.

자외선 차단제 바르기

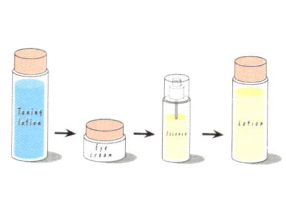

1 먼저 '스킨 → 아이 제품 → 에센스 → 로션 or 크림'의 기초 스킨케어를 합니다.

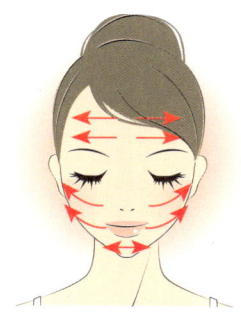

2 자외선 차단제를 얼굴에 고르게 펴 바릅니다.

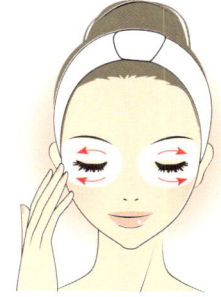

3 자외선은 눈가에 주름과 기미를 만들고 눈꺼풀과 눈 아래 피부를 처지게 하므로 눈가에도 차단제 바르기를 절대 잊지 않도록 하세요.

땀이 나거나 외부에서 활동한다면 SPF 지수에 관계없이 한두 시간마다 덧바르는 것이 좋아요. 화장을 했을 경우에는 제품을 덧바르기 어려우므로 SPF 기능이 있는 트윈 케이크와 같은 메이크업으로 피부 톤을 고치면서 차단력을 높여 주세요.

Skincare tip

눈 아래쪽의 광대뼈는 콧등, 이마와 함께 자외선을 가장 많이 받는 곳입니다. 피부층도 얇고 피지 분비량이 적어 기미와 잡티가 생기기 쉬워요. 자외선은 기미와 함께 눈가에 주름을 만들고 하얀 알갱이 같은 비립종 등의 비정상적인 피부 현상을 일으킵니다. 스킨, 데이 로션, 크림을 바른 후 파운데이션을 바르기 전에 눈가부터 꼼꼼히 자외선 차단제를 발라 주세요.

자외선 차단제의 성분

자외선 차단제는 파바(PABA)와 같은 유기 물질들을 인공 합성한 후 피부 표면의 자외선을 흡수하여 열에너지로 분산시키는 '자외선 흡수제(화학 필터)', 구기 물질이 자외선을 산란·반사시켜 피부 침투를 막는 '자외선 산란제(천연 필터)'로 구분할 수 있습니다.

자외선 흡수제(화학, synthetic filter)

자외선 흡수제는 화학 물질들을 합성하여 자외선이 피부 속에 침투하기 전 자외선을 해가 없는 열에너지로 변화·소멸시켜 피부를 보호하는 성분입니다. 대표적인 것으로 파라아미노안식향산(p-aminobenzoic acid, 줄여서 PABA라고 부름), 파라아미노안식향산글리세릴(glyceryl p-aminobenzonate) 등이 있지만, 민감한 피부에 두드러기와 염증을 일으키는 등 안전성에 문제가 있습니다. PABA와 그 유도체인 살리실산 유도체, 신남산 유도체 등이 오래전부터 사용되었던 성분이고, 이 중 신남산 유도체인 옥틸메톡시신나메이트와 부틸메톡시디벤조일메탄 등이 널리 쓰이고 있습니다. 자외선 흡수제 성분은 자외선의 파장 영역에 따라 그 차단 효과가 다르기 때문에 혼합해서 사용하면 넓은 범위의 자외선을 차단할 수 있지만 함량이 증가할수록 피부의 자극이 심해져서 국가별로 엄격하게 심사하고 있습니다. 자외선 흡수제는 사용감이 우수하고 가볍기 때문에 화장을 덧바르기 좋은 장점이 있는 반면 피부 부작용을 조심해야 합니다.

자외선 산란제(천연, mineral filter)

자외선 산란제는 피부 위의 자외선을 반사·산란시키는 광물성 물질로 이산화티탄과 산화아연이 대표적 성분입니다. 이산화티탄과 산화아연의 경우 차단력은 우수하지만 얼굴 피부를 두껍고 부자연스럽게 하며 사용감이 좋지 않아 많은 양을 사용하기 어렵습니다. 반면 피부 안전성은 높아서 민감한 피부나 어린아이의 피부에도 적합합니다.

그러나 최근에는 진화한 자외선 차단제인 초미립자 마이크로나이즈한 이산화티탄을 개발하여 차단력을 높이면서 사용감은 가볍고 자연스럽게 만들었습니다. 또 천연 필터로서 피부 부작용을 없앴습니다.

자외선 차단제를 바르게 사용하는 6가지 방법

1. UVA와 UVB로부터 피부를 보호하라

UVB는 일 년 중 봄철에 급격히 강해지고 가을이 되면서 그 강도가 약해집니다. 그런데 우리는 추위를 막느라 겨우내 온몸을 꽁꽁 싸매고 있었던 탓에 봄이 되면 햇빛을 거부감 없이 받기 쉬운데 겨울 동안 피부는 멜라노좀을 만들지 못해 햇빛을 막을 준비를 하지 않은 상태라 치명적입니다. 또한 UVB가 가장 센 시간인 오전 10시~오후 2시 사이에는 노출을 삼가는 것이 기미와 잡티가 생기지 않게 하는 방법입니다.

그러면 UVA에는 어떻게 대처하는 것이 좋을까요? UVA는 UVB와 달리 일 년 열두 달 그리고 일출부터 일몰까지 고르게 피부 표면에 침투하기 때문에 겨울철이나 새벽, 초저녁이라도 방심해서는 안 됩니다. 자외선 지수가 특히 센 날은 기상청에서 경보를 발령하기도 하는데, 이것은 UVB의 강도입니다. UVA는 언급하지 않아도 스스로 늘 보호하는 것이 젊고 건강한 피부를 만드는 방법입니다.

2. 햇볕에 노출되기 30분 전에 바르기

자외선 차단제는 햇볕에 노출되기 30분 전에 미리 발라야 합니다. 자외선 차단제는 말 그대로 차단제라서 에센스처럼 피부 속 깊이 흡수되는 것이 아닙니다. 기초화장 맨 마지막 단계에서 문지르지 말고 피부 결을 따라 부드럽게 펴 발라 보호막으로 남아 있게 해주세요.

3. 예쁘게 태닝을 하고 싶다면 피부의 젊음은 일단 포기하라

가끔 사람들로부터 섹시해 보이려고 태닝을 하고 싶은데 피부도 건강하고 좋아지게 하는 차단제는 없느냐는 질문을 받곤 하는데, 안타깝게도 대답은 'No' 입니다. 화상을 입고 그 자리에 기미를 남기고 싶은 사람은 없겠죠. 그래서 태닝 제품에는 UVB 차단 성분이 들어 있고 UVA 차단 성분은 적게 들어 있어 태닝을 일으키는 UVA만 침투해서 매력적인 피부색을 얻게 하지만, 그와 동시에 피부의 콜라겐은 파괴되고 각질층은 비후되어 건조해지고 민감해집니다. 자외선이 강한 시간대를 피해 조금씩 태닝을 한다면 최대한 피부를 덜 상하게 하면서 건강하고 아름다운 피부색을 얻을 수 있습니다.

4. UVA와 UVB를 모두 차단할 수 있는 제품을 고르자

SPF의 지수만 보고 차단제를 선택하지 말고 UVA, UVB를 둘 다 차단하는지 성분을 보고 선택하세요. PA 지수는 일본의 화장품 회사에서 만든 것으로 아직 국제 공인을 받지 못해 글로벌 제품에는 표기가 되어 있지 않습니다. UVA까지 차단되는지 상품의 설명서를 확인하세요. 민감한 피부나 차단제로 인해 트러블이 났던 경험이 있다면 다시 재발할 수 있으므로 자외선 흡수제보다는 산란제를 선택하는 것이 적합합니다.

5. 데콜테와 어깨, 목 뒤까지 바르기

어깨와 팔이 드러난 옷을 입고 외출한다면 반드시 데콜테와 어깨, 목, 팔, 손에도 차단제를 발라 주세요. 목과 데콜테의 피부는 매우 얇고 피지 분비량이 적기 때문에 자외선의 공격에 약합니다. 어깨와 등, 팔뚝 그리고 데콜테에 자외선 차단제를 충분히 발라 주름과 기미, 검버섯이 생기는 것을 예방합시다.

6. 선글라스와 긴팔 옷 착용하기

자외선 차단력이 있는 선글라스는 눈과 눈가 피부를 보호합니다. 비교적 렌즈가 큰 것을 써서 눈가의 피부에 기미와 주름이 생기는 것을 한 번 더 막아 주세요. 눈가는 아무리 주의하고 보호해도 지나치지 않습니다. 그리고 아무리 강한 차단력이 있는 화장품이라고 할지라도 긴팔 면 셔츠보다는 못하니 민감한 피부일수록 햇볕에 직접 노출되는 일이 없도록 양산이나 선글라스, 긴팔 옷을 입어 보호하세요.

Skincare tip

어렸을 때의 자외선 노출을 피부는 기억한다?

28일 만에 모든 피부의 표피 세포가 각질이 된다고 하는데 '기억을 한다'니 무슨 말일까요? 이건 피부를 매우 문학적으로 아름답게 표현한 것이에요. 사실은 세포가 기억을 한다기보다 어렸을 때 자외선에 무방비 상태로 노출이 많이 되었던 피부는 그렇지 않은 피부보다 훨씬 빨리 노화가 진행된다는 것입니다. 자외선은 피부의 신진대사를 악화시키고 면역력을 저하시키면서 세포 수명을 떨어뜨려 빨리 늙게 합니다. 이렇게 빨리 노쇠한 피부는 다시 자외선에 잠깐만 노출돼도 염증과 기미가 쉽게 생깁니다. 그러니 예전에 태닝을 좋아했던 과거를 떠올리면서 별걸 다 기억하는 똑똑한 피부를 한탄할 수밖에요. 막을 수만 있다면 오는 노화 두 팔 벌려 막고 싶은데, 미리 피워 보지도 못한 어린 피부를 자외선에 내놓고 앞서 늙게 하지 마세요.

Beauty Column

적외선은 좋은 것일까 나쁜 것일까?

최근 몇 년 전까지 자외선에 대해 논란이 되어 왔던 것이 노화를 일으킨다는 UVA였습니다. 대부분의 자외선 차단제에 UVA와 UVB의 차단 성분이 들어 있는데도 방송이나 신문에서 UVB보다 더 해롭다면서 UVA에 대해 경각심을 불러일으켰었지요. 그런데 이제는 적외선 차단도 해야 한다고 말합니다. 아마도 피부과 의사들의 화두도 적외선으로 옮겨 가려나 봅니다. 적외선이란 가시광선에서 빨간색 너머의 긴 파장을 말합니다. 자외선은 느낄 수 없는 파장이지만, 적외선은 따뜻해요. 왜냐하면 적외선은 어떤 물질에 부딪히면 에너지를 내놓아 그 물체를 뜨겁게 만들거든요. 특히 800nm~1mm 사이의 적외선 중에서 가장 끝에 있는 파장을 원적외선이라고 하는데, 온도 상승 작용으로 인해 피부의 혈액 순환을 촉진시키고 류머티즘이나 신경통 등의 진통 작용도 있습니다. 적외선의 에너지를 흡수한 세포들은 땀과 함께 노폐물을 분비하면서 깨끗하고 건강한 피부를 유지하게 됩니다. 단, 뭐든 지나치면 해가 되듯이, 이 적외선의 혈액 순환 촉진 기능도 지나치면 혈관이 늘어나 확장이 되어 피부 톤을 울긋불긋하게 만들고 화끈거리게 합니다. 너무 뜨거운 햇볕 아래 오래 노출되면 자외선과 마찬가지로 적외선도 몸과 피부에 해롭습니다. 민감한 피부라면 자외선 차단제 중에 적외선으로부터 피부를 보호하는 성분이 있는지도 확인해 보세요. 무엇보다 민감하고 예민한 피부라면 뜨거운 열도 차가운 얼음도 둘 다 해롭습니다.

Golden Rule 13
1000만 화소 카메라 앞에서 당당하라! 모공 케어

언제부터인가 양쪽 뺨과 콧등에 분화구가 생겨 파운데이션을 바르면 뭉텅뭉텅 끼는 보기 싫은 피부가 되었어요. 디지털 카메라의 줌을 당기면 딸기 씨처럼 박혀 있는 콧등의 블랙헤드가 보이는 것이 싫어서 틈틈이 짜내던 모공이 이젠 아예 동굴처럼 커져 눈에 거슬립니다. 화장품 광고를 보다가도 '모공 축소'라는 단어에 시선이 끌리고 피부 고민이 많아졌다면 어떻게 해야 할까요?

Before Big Pore, 커지기 전에 잡자!

모공은 피지가 샘솟는 구멍입니다. 피부 보호를 위해 피지가 분출되는 분화구인 모공은 원래 아주 작아 현미경을 사용하지 않고는 절대로 보이지 않는 크기였습니다. 하지만 이렇게 작았던 모공이 사춘기를 거치면서 왕성한 피지선의 활동으로 입구가 벌어져 커지게 됩니다. 특히 사춘기 때 피부가 지성이었던 과거사가 있다면 건성 피부의 모공보다 무려 3배에서 5배는 커집니다. 거기에 그 모공이 막혀 피지가 덩어리로 박혀 있거나 화농성 여드름이 있어 짰던 경험마저 있다면?! 피부는 반응하는 살아 있는 기관이라 자극을 주면 스스로를 보호하기 위해 더 단단한 벽을 쌓습니다. 모공이 커지기 전부터 모공 관리를 시작해야 하는 이유죠. 모공 안에 피지와 노폐물이 끼지 않고 원활히 배출될 수 있도록 청정 팩을 하거나 클렌징을 자극 없이 꼼꼼하고 부드럽게 해주세요.

1. 부드러운 클렌징하기

모공 안의 피지가 딱딱하게 굳기 전에 데일리와 위클리 클렌징을 통해 부드럽게 배출되도록 해주세요. 모공은 막히면 더 넓고 단단하게 자리를 잡습니다.

2. 피지 조절하기

피지 양이 많은 피부 타입이라면 아침에는 가볍고 매트한 화장품으로 모공을 막지 않으면서 번들거리지 않도록 피지 분비를 정상화시키는 스킨케어를 해주세요.

3. 일주일에 한 번은 청정 팩 하기

청정 팩이란 모공 안을 딥 클렌징으로 깨끗하게 하고 피지를 조절해 주는 적극적인 위클리 케어입니다. 피지 흡착 기능도 있기 때문에 다음 날에는 좀 더 매트해진 피부를 느낄 수 있어요.

4. 착한 라이프스타일 실천하기

기름이 뚝뚝 떨어지는 삼겹살보다 피부를 더 기름지게 하는 것은 초콜릿 한 판과 입안에서 살살 녹는 솜털 같은 느낌의 트랜스 지방이 가득한 케이크입니다. 이런 고혈당 음식은 피지 분비를 왕성하게 만들어 뾰루지와 여드름을 생성시키죠. 착한 식습관과 수면 습관은 화장품보다 좋은 약이 됩니다. 모공 안에 피지와 털뿌리를 담아 두는 모낭이라는 주머니는 다른 세포들처럼 밤 10시부터 재생과 치료를 시작합니다. 모공 안에는 세균과 노폐물이 가득해서 언제든지 염증을 일으킬 수 있기 때문에 모낭의 건강이 피부 결을 좌우해요. 깊은 잠을 자지 못하고 늘 피곤과 짜증으로 가득한 밤이 이어진다면 모낭의 재생이 원활하지 못해 조그마한 화농성 여드름 씨앗이 생기고 모낭은 밑으로 툭 터져 더 큰 염증으로 발전하게 되고 결국 흉터를 남깁니다. 일찍 자고 일찍 일어나는 착한 습관이 건강한 모낭을 만들고 염증도 스스로 치유하는 가장 좋은 방법이에요.

After Big Pore, 이미 커진 모공은 리프팅에 중점 두기

이미 질풍노도의 시기를 다 겪은 모공이래도 늦었다고 포기하지 말고 2단계 리프팅에 신경 쓰세요. 모공은 동그란 원형이었다가 노화가 시작되면서 빈 구멍이 조금씩 늘어져 타원형으로 바뀝니다. 타원형이 된 모공은 상대적으로 더 커 보여 우리를 슬프게 만들지요. 이런 경우에는 더 이상 늘어지지 않게 탄력 케어를 해야 합니다. 모공 축소를 위해 레이저를 쏘고 빔을 들이대기도 하지만 이미 늘어진 모공은 복원이 어렵습니다. 아침, 저녁으로 리프팅과 탄력 케어를 하고 양 볼과 턱 선을 잡아 부드럽게 끌어 올려 주세요. 그리고 프라이머와 같은 메이크업 제품으로 파운데이션을 바르기 직전에 모공을 채워 주는 것도 아주 깜찍한 비결입니다.

Skincare tip

모공 채우기, 모공 지우개

지우개가 있다면 콧잔등과 뺨의 동굴처럼 열린 모공을 빡빡 지우고 싶습니다. 사진에서 포토샵으로 살짝 지우기만 해도 인물이 확 되살아나는 것을 보면 그런 충동이 엄청 밀려오는 것이 사실입니다. 그러나 한번 열린 모공은 작아지기는커녕 나이가 들면서 중력의 힘을 이기지 못해 오히려 길게 늘어지기까지 합니다. 매일매일 조금씩 당겨 주어 더 이상 늘어나지 않게 하는 스킨케어로는 만족할 수 없다면 메이크업의 힘을 조금만 구해 보세요. 피부 표면의 패이고 열린 틈새에서 아주 작은 패치들이 부풀어 올라 일시적으로 채워 주고 지워 주는 효과가 있습니다. 이런 성분은 식물에서 얻은 작은 스펀지 조각 같은 패치 성분이거나 합성한 실리콘들로, 패인 잔주름과 모공 안에서 가볍게 부풀어 올라 빈틈을 채워 줍니다. 물론 깨끗하게 클렌징을 하면 말끔하게 씻겨 나갑니다. 지방 세포를 주입하는 것보다는 좀 더 부지런해야 가능하지만, 그래도 가장 안전한 방법이니 해봐야겠지요?

Golden Rule 14
CD에 가려지는
작은 얼굴을 만들자

우리 몸에는 지구를 두 바퀴 반이나 돌 수 있는 길이의 혈관들이 빼곡하게 차 있습니다. 이 혈관들이 몸의 구석구석에 영양분과 산소를 공급하고 세포가 내놓은 노폐물과 이산화탄소를 깨끗하게 걷어 갑니다. 혈관을 깍지 낀 손가락처럼 굽이굽이 감싸고 정맥 혈관이 채 가져가지 못한 덩치 큰 세균의 시체와 독소, 노폐물들을 깨끗하게 걷어 가는 것이 바로 우리 몸의 하수 시스템인 '림프관' 입니다. 흔히 임파선이라고 알고 있는 림프선은 피부와 근육 사이에서 큰 덩어리의 세균을 부수고 쓸데없는 조직액을 거두어 정화 처리를 합니다. 아무리 아름다운 장소라도 잘 정비된 하수 시스템이 있어야 청정하고 세균이 번식할 수 없겠지요.

림프관이 튼튼하지 못한 사람은 부종이 생겨 잘 붓고 얼굴과 몸에는 지방이 흡착하여 살이 찌기 쉬운 체질이 됩니다. 느린 배수 처리는 몸의 부종을 유발시켜 자고 일어나면 쌍꺼풀마저 보이지 않을 정도로 눈두덩이 부었다가 퇴근 무렵에야 다시 살아나게 되는 것이지요. 림프관은 근육 사이에 많이 연결되어 있으므로 근육 운동을 통해 림프관을 자극시켜 배출을 활발하게 하고 부종이 쌓이는 것을 막아 주세요. 운동을 꾸준히 하는 것은 온몸에 정체되어 있는 부종을 깨끗하게 없애 주는 좋은 방법입니다. 화장품을 바를 때도 림프관이 배출되는 방향으로 쓸어내려서 모세 림프관을 자극하여 얼굴의 부종을 방지하세요. 또 얼굴의 부기를 빼고 갸름한 얼굴선을 만들고 싶으면 얼굴의 중앙에서 귀 쪽으로 부드럽게 쓸어내리세요.

눈가가 자꾸 붓는다면 눈 안쪽에서 관자놀이 방향으로 네 번째 손가락 끝을 이용하여 아이 제품을 발라 쓸어 주세요. 얼굴의 부종은 귀 뒤쪽에서 양 목선을 따라 쇄골 안으로 빠져나갑니다. 목 케어 제품을 바를 때에는 목선에서 쇄골 방향으로 부드럽게 쓸어 주세요. 위로 쓸어 올리는 것은 림프 방향에 역행하는 것이라서 얼굴이 칙칙해질 수 있어요. 배출이 잘되는 림프선은 건강하고 맑은 혈색과 부기 없는 갸름한 얼굴을 만듭니다. 바르는 습관과 바르는 방향 하나하나가 모여서 뷰티 시너지를 만든다는 것을 명심 또 명심하세요!

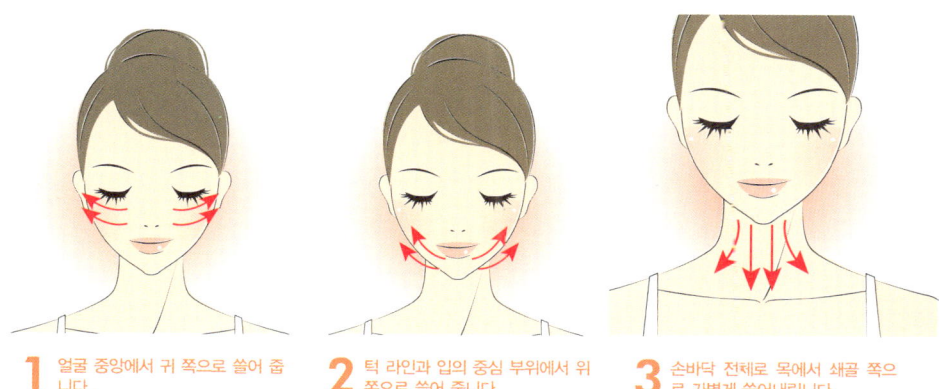

1 얼굴 중앙에서 귀 쪽으로 쓸어 줍니다.

2 턱 라인과 입의 중심 부위에서 위쪽으로 쓸어 줍니다.

3 손바닥 전체로 목에서 쇄골 쪽으로 가볍게 쓸어내립니다.

동양인은 큰 바위 얼굴?

동양인은 서양인에 비해 얼굴 양쪽 광대뼈 밑과 턱 밑에 지방을 저장할 수 있는 주머니들이 더 많이 발달되어 있습니다. 또한 눈가에도 서양인에 비해 지방 주머니를 위아래로 두둑하게 달고 태어납니다. 그러다 보니 잠을 많이 자거나 덜 자도 눈이 쑥 꺼지는 파란 눈의 미인들에 비해 늘 두 눈이 퉁퉁 부어 있지요. 비교적 다른 신체보다 순환이 더딘 두뇌 때문에 얼굴의 피부 조직도 혈액과 림프 순환이 느린 편입니다. 밤에 뒤척이며 충분한 잠을 못 자거나 짜고 매운 음식을 먹는 식습관, 호르몬의 변화를 느끼는 생리 주기에 따라 몸의 순환이 느려져서 부종이 생기기 쉽습니다.

얼굴은 몸보다 늦게 부종이 빠지며 미처 빠지지 못한 것은 지방 주머니에 차곡차곡 쌓여 눈 밑 지방 주머니가 되거나, 이중 턱이 됩니다. 거기에 노화가 시작되어 지방 주머니의 탄력이 떨어지면 통통했던 젖살은 그만 늘어져 사각형의 얼굴을 만드는 데 일조를 하게 됩니다.

얼굴을 작게 만들려면 생활 습관부터 바꾸자

성장판도 닫히고 다리의 길이를 더 이상 키울 수 없다면 얼굴이라도 작게 만들어 봅시다. 이를 위해서는 짠 음식을 먹는 식습관을 바꾸는 것도 매우 중요합니다. 또 늦은 밤 시원한 맥주로 열대야를 달래고 자정 넘어 늦게 자는 습관 때문에 출출함을 이기지 못하고 라면을 끓여 먹는 것은 보디라인 관리에도 최악이지요. 베개의 높이를 적당히 하고, 잠을 자는 방은 겨울에도 약간 시원한 온도를 유지해야 부기를 방지할 수 있습니다.

Beauty Column

휴가 전·후의 스킨케어

휴가 전 스킨케어 : 건강하고 면역력 강한 피부 만들기

긴 여행을 앞두고 늦게까지 무리하고 과음하면서 몸을 혹사하는 것은 현명하지 않겠지요? 마찬가지로 피부도 여행에서 적응하고 잘 견딜 수 있게 휴식을 취해 줘야 합니다. 각질 제거 후에 수분과 영양이 가득한 팩과 마스크를 해주세요. 하루 종일 자외선에 노출이 되는 뜨거운 바닷가로 떠나는 여름휴가라면, 근무 중 점심시간에라도 살짝살짝 자외선에 10분 정도 노출시켜 워밍업을 해야 합니다. 물론 자외선 차단제를 바른 후이겠지요. 자외선에 전혀 단련되지 않은 피부를 하루 종일 강렬한 태양 아래 노출하면 피부를 더 극심하게 노화시키고 염증을 일으켜 기미를 만들 수 있습니다. 추운 겨울산이나 스키장으로 떠나기 전에도 마찬가지로 몸과 함께 피부도 충분한 휴식과 영양을 공급해야 합니다. 피부의 보약 같은 프로그램으로 약해진 피부를 보충하세요.

휴가 후 스킨케어 : 태양의 흔적을 지우고 촉촉하고 부드럽게 달래 주기

아무리 즐겁고 열정적인 휴가를 보냈더라도 다시 일상으로 돌아오면 온몸이 묵직하고 피곤한 증상이 월요병처럼 오래갑니다. 더구나 밀린 일들과 씨름을 하다 보면 다크서클은 뺨까지 내려와 있고 태닝의 흔적은 울긋불긋하게 남아 있곤 하지요. 피부는 매우 예민해져 있고 피부 결은 까칠해져 있습니다. 화이트닝 팩에 수분 에센스나 수분 밸런스를 맞추는 에센셜 오일을 함께 섞어 팩을 하면 수분과 화이트닝 효과를 동시에 볼 수 있습니다. 특히 햇빛에 가장 많이 노출되어 그 흔적이 많이 남아 있는 이마나 코 끝, 광대뼈 그리고 어깨 및 뒷목에는 민감성 피부를 위한 팩을 하면 좋습니다.

아직도 전문가의 현란한 테크닉만이 마사지라고 생각하시나요? 매일매일 간단하지만 꾸준하게 셀프 마사지를 하면 일부러 피부 관리실을 찾지 않아도 젊고 탱탱한 피부를 유지할 수 있습니다. 하지만 먼저 셀프 피부 마사지를 하기 위해서는 내 피부 타입과 그에 알맞은 화장품의 성분을 알아 두는 것이 매우 중요한 일입니다. 각질 제거와 마사지, 팩으로 이어지는 3단계의 관리를 거치면 '1+1+1=6'이라는 엄청난 시너지 효과를 거둘 수 있어요. Part 04에서는 내 피부를 위한 일주일 동안의 팩 스케줄에 대해서도 알아보겠습니다.

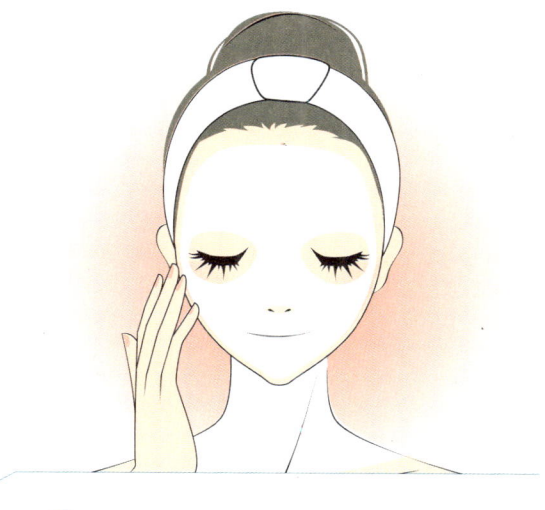

Part 04
마사지와 팩, 인텐시브 위클리 케어

Golden Rule 15
매일매일 아름다운 피부를 가꾸는 **셀프 마사지**

피부와 근육 사이에는 수많은 혈관들이 그물처럼 얽혀 있습니다. 이 혈관들이 몸의 구석구석에까지 영양과 산소를 공급하고 노폐물을 거두어 하수 시스템인 림프관으로 보내 청소를 하기 때문에 어느 한 부분이라도 소통이 원활하지 못하면 피부는 창백하고 칙칙해집니다. 마사지는 부종이 잘 배출되도록 물리적인 힘을 가해서 밀어 내고 자극함으로써 대사를 촉진시키는 것을 말합니다. 조직의 기능을 활성화시키는 마사지를 하면 얼굴이 작아지고 생기를 되찾아 피부가 한결 젊어집니다. 마사지라고 하면 전문가의 현란한 테크닉을 떠올리기 쉽지만 매일매일 간단하고 꾸준한 셀프 마사지로 피부의 신진대사를 높이면 건강하고 아름다운 피부로 가꿀 수 있습니다.

오일로 하는 마사지

오일은 식물이나 동물에서 얻는 추출물로 우리 몸의 주성분인 지질과 같습니다. 우리 몸의 표면도 오일이 막을 이루어 외부의 자극으로부터 보호하고 있습니다. 우리 몸이 스스로 배출해서 보호막을 만들던 오일 막이 약해지고 건조해지는 데는 기후의 변화, 피로, 노화의 진행 등 많은 이유가 있습니다. 피부가 건조한 겨울에는 특히 피부와 친

밀감이 높은 오일로 마사지를 해주세요. 오일은 손에 바로 스며들지 않고 표면에 남아 있어서 손바닥이나 손가락으로 마사지를 하기에 매우 좋습니다. 오일로 마찰을 가하면 그 열로 피부를 진정시킬 수 있고, 피부 표면에서 윤활제로 정신적인 안정을 주며, 활성 성분은 영양과 보습, 청정, 탄력을 줍니다. 거기에 혈액의 순환 방향과 림프의 배출 방향에 맞는 마사지 동작까지 가해진다면 피부에 주는 가장 럭셔리한 선물이 될 것입니다.

Skincare tip

눈가 마사지는 두 가지를 조심할 것

① 눈의 점막은 민감해서 오일 성분이 닿으면 부어오를 수 있습니다. 그러므로 눈가를 오일이나 오일이 많이 함유된 마사지 크림으로 마사지할 경우 눈에 들어가지 않게 조심하세요.
② 눈 주변의 피부는 매우 얇아서 볼의 피부를 문지르듯이 눈가를 마사지하면 주름이 생기기 쉬워요. 눈가는 얼굴 마사지의 1/10 속도와 압력으로만 살짝 마사지하세요. 오일이나 크림보다는 눈가 전용 팩이 더 좋습니다.

크림 타입으로 하는 마사지

천연 오일, 합성 오일, 동물에서 추출한 성분이나 화학 성분을 혼합하여 만든 것이 크림 타입으로 오일보다 사용과 보관이 편리합니다. 수분이 부족해서 피부가 건조하고 땅기는 느낌이 든다면 보습 성분이 많이 함유되어 있는 크림으로 마사지를 하는 것이 좋아요.

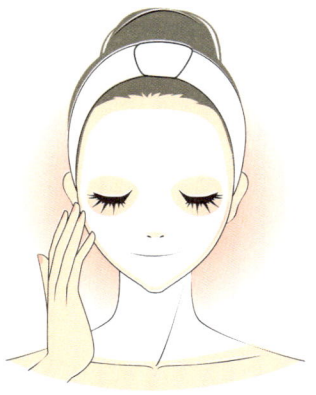 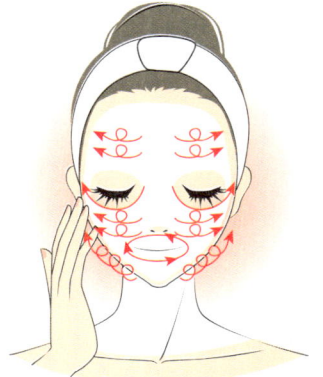

1 적당량을 손에 덜어 눈가를 제외한 얼굴과 목에 고르게 바릅니다.

2 손가락과 손바닥의 반을 얼굴에 밀착시켜 얼굴의 중앙에서 바깥으로 원을 그리듯이 마사지합니다. 이때 너무 빠른 속도보다 부드럽고 천천히 절도 있는 동작으로 하는 것이 좋습니다.

Q & A 에센스는 몇 살부터 바르는 게 좋을까요?

의학적으로 영양제를 먹어야 하는 나이가 딱 정해져 있는 것은 아니죠. 영양의 부족함을 느끼면 젊은 나이에도 먹어야 하는 것처럼 에센스도 마찬가지예요. 피부가 스스로 재생을 하지 못하고 영양과 산소 공급을 원활하게 하지 못한다면 에센스의 도움을 받아 부족한 부분을 보충하는 것이 좋습니다. 노화가 시작되면 누구보다 피부가 먼저 알고 외부로부터의 에너지가 필요하다고 요구합니다. 피부의 소리에 항상 주의를 기울여 주세요.

Golden Rule 16
피부 기능을 활성화시키는 팩과 친해지자

팩은 마스크라고도 불리는데, 그리스 시대에 피부병을 고치기 위한 진흙 요법에서 유래했습니다. 팩은 모공 안의 피지와 불순물을 딥 클렌징해 주며 피부를 매끈하고 단단하게 조여 줍니다. 일주일에 1~2회 정도로 사용하며 데일리 케어로 부족한 영양이나 수분, 모공 축소, 진정 등 피부의 기능을 다시 활성화시키는 고기능 성분이 함유되어 있습니다.

팩의 효과를 끌어올리는 방법

우리는 한동안 피부에 신경을 쓰지 못한 미안함으로 어쩌다 한 번 팩을 붙이면 30분이고 1시간이 지나도 떼어 내지 않는 경우가 많습니다. 하지만 팩이나 마스크는 5~10분 동안 강력히 흡수되도록 만들어진 것이기 때문에 오랜 시간을 붙이고 있다고 해서 더 효과가 있는 것은 아닙니다. 제품에 따라 권장하는 시간 동안만 사용하는 것이 가장 효과적이고 좋은 방법입니다.

팩이나 마스크를 얼굴에 붙이기 전에 천연 에센셜 오일 혹은 에센스부터 바르세요. 마스크나 팩에 함께 섞어도 좋습니다. 에센셜 오일은 입자가 매우 작고 피부 친화력이 우수하여 피부 흡수력이 높다는 장점이 있습니다. 피부에 깊이 흡수되어 재생을 촉진하는 에센스의 입자도 매우 작습니다. 그래서 에센스를 팩이나 마스크와 함께 사용하면 활성 성분이 깊고 빠르게 흡수됩니다. 촉촉한 피부와 더불어 화이트닝까지 원한다면 수분 팩에 화이트닝 에센스를 한두 번 펌핑한 후 잘 섞어서 팩을 하세요. 탄력 있고 촉촉한 피부를 가지고 싶다면 탄력 팩에 수분 에센스나 수분 공급 기능이 있는 에센셜 오일을 섞으면 좋습니다.

피부 관리에서의 수학 공식

마사지 + 팩 ➡ 1+1=3
각질 제거 + 마사지 + 팩 ➡ 1+1+1=6

피부 관리에서는 '1+1=2'가 아니라 늘 덤으로 '시너지'라는 상승 효과가 있습니다. 마사지를 통해서 피부의 세포를 자극해 깨운 뒤 쌓인 노폐물을 배출해서 다음에 바르는 팩의 흡수를 도와주기 때문에 팩 하나만 하는 것보다 마사지까지 하는 것이 효과가 훨씬 큽니다. 표면에 쌓인 각질을 부드럽게 제거하고 마사지와 팩을 한다면 금상첨화죠. 그런데 각질 제거도 안하고, 마사지도 팩도 안 한다면? '1-1-1=?' 그저 전체에서 3을 빼는 것이 아니라, 경우에 따라서는 치명적인 '나눗셈'이 될 수도 있다는 것을 명심하세요!

일주일에 두 번, 한 달에 한 통은 팩의 기본

화장대 서랍을 열어 보면 언제 샀는지 기억도 까마득한 팩들이 한두 개씩은 나옵니다.

처음에는 정말 피부 관리를 열심히 하리라 마음먹고 구입하지만 한두 번 사용하다가 서랍에 넣어 두기 일쑤죠. 그러다가 몇 달이 지나서 계절이 바뀌고 푸석푸석해진 얼굴을 보면 뭔가 대책을 세워야겠다 싶어 새로 나온 팩을 또 구입하는 일을 반복하곤 합니다. 팩은 매일 꾸준히 주지 못한 영양이나 보습 성분을 일주일에 한두 번씩 강력하게 보충하는 제품입니다. 어쩌다 한두 번 생각날 때 하는 것으로는 부족한 것을 채우고 효과를 보기가 불가능합니다.

꾸준히 한 달간 규칙적으로 프로그램을 짜서 팩을 하면 바닥이 드러난 피부의 영양 상태를 다시 채우고 어느 정도 맑고 투명한 피부 결을 되찾게 될 것입니다. 피부의 건강은 내 게으름의 문제이지 팩의 문제가 아닙니다. 유난히 피로를 느껴서 큰맘 먹고 산 비타민이나 영양제가 식탁 위와 서랍에 몇 통씩 굴러다니고 있지는 않은가요? 화장대 위에 있는 팩은 내 얼굴에 흡수될 때야 비로소 그 효과가 나타납니다. 일주일에 두 번씩, 한 달에 최소한 한 통의 팩을 사용하도록 하세요.

Golden Rule 17
피부 타입에 알맞은 팩을 선택하자

심하게 땅기고 건조한 피부를 위한 '수분 팩'

원래 건조하고 땅기는 피부인 데다 최근 건조함을 더욱 느낀다면 유분과 수분을 둘 다 보충하는 천연 오일과 함께 보습 팩을 해주세요. 피부가 건조할 경우 필름막이 형성되어 마른 뒤 뜯어 내는 필 오프 팩보다는 물로 씻어 내는 워시 오프 팩을 사용하는 것이 좋습니다.

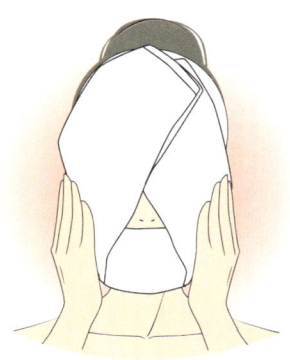

1 따뜻한 스팀 타월로 얼굴을 1~2분 정도 덮어 모공을 열어 줍니다.

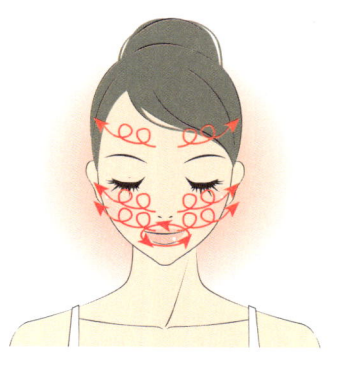

2 오일로 눈가를 제외한 얼굴 전체를 부드럽게 마사지합니다.

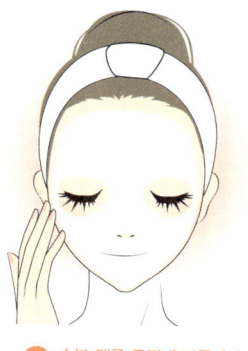

3 수분 팩을 두껍게 바릅니다.

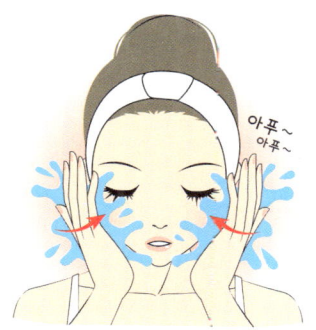

아푸~
아푸~

4 5~10분 후 시원한 물로 '아푸아푸' 세안합니다. 그런 다음 보습을 주는 토닝 로션으로 마무리하세요.

지성 피부를 위한 '청정 퓨리파잉 팩'과 '수분 팩'

지성 피부는 피지가 충분히 분비되기 때문에 뭔가를 바르기보다 오히려 닦아 내고 싶은 느낌이 듭니다. 늘 번들거림과 두터운 각질층으로 피부 톤이 칙칙하고, 왕성한 피지 분비로 건성 피부보다 모공이 2~3배는 더 크죠. 큰 모공과 여드름 자국을 파운데이션으로 가려 보지만 큰 모공 속에 사정없이 끼어 버리고, 쉴 새 없이 분비되는 피지와 함께 방금 두드린 트윈 케이크 가루까지 뭉쳐서 돌아다닙니다. 거기다 더 나쁜 소식은 데일리 케어를 제대로 하지 않으면 탈수 피부가 된다는 것! 피부 표면은 피지의 과다 분비, 피부 속은 건조한 지성 피부의 경우 팩이 필수 아이템이라고 할 수 있습니다.

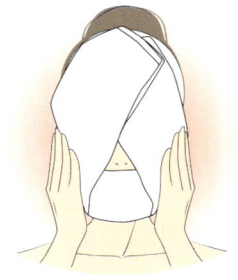 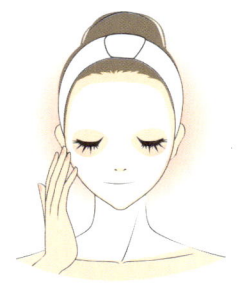 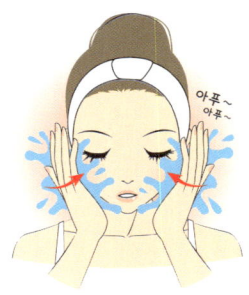

1 따뜻한 스팀 타월로 얼굴을 1~2분 정도 덮어 모공을 열어 줍니다.

2 모공 청정 기능이 있는 천연 오일로 눈가를 제외한 얼굴 부위를 마사지합니다. 이때 수분을 공급하는 천연 오일을 사용해도 좋습니다. 그런 다음 같은 방법으로 청정 퓨리화잉 팩을 그 위에 두껍게 바릅니다.

3 5~10분 후 시원한 물로 '아푸아푸' 세안하고, 모공 수축 기능의 아스트리젠트 성분이 있는 토닝 로션으로 마무리합니다.

Skincare tip
다음 날은 교대로 수분 팩을 하는 것도 좋은 관리 방법입니다.

복합성 피부를 위한 '퓨리화잉 팩'과 '수분 팩'

건성과 지성의 특징을 둘 다 가지고 있는 피부를 복합성 피부라고 하는데 지성의 번들거림, 뾰루지, 여드름 자국과 건성의 땅김, 불편함, 화장이 날아감, 주름, 민감함 등 그 증상이 거의 종합 선물 세트 수준입니다. 복합성 피부는 계절이 변하거나 신체 상태의 변화 등 내외부의 변화에 매우 민감해요. 겨울에는 건조함에 수분 부족으로 버짐이 피는 얼굴을 호소하고, 봄에는 방치한 불편함이 민감성이 되어 불긋불긋 따갑다고 합니다. 여름이 되면 번들거림과 뾰루지를 한탄하고, 가을이 되면 급격한 수분의 부족으로 땅김과 건조함을 토로하지요. 이와 같은 문제의 해결을 위해서 겨울에는 오일로 마사지한 후 수분 팩을 하고, 봄에는 진정 팩, 여름과 가을에는 청정 팩과 수분 팩을 해야 합니다. 두 가지 이상의 피부 고민으로 고생하고 있으므로 두 가지 이상의 팩과 오일을 사용하는 것이 효과적이에요.

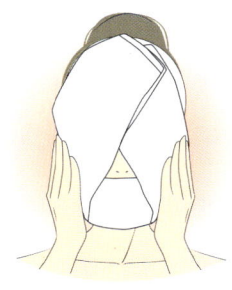
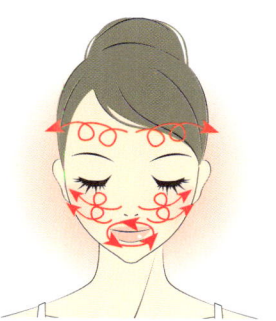

1 따뜻한 스팀 타월로 얼굴을 1~2분 정도 덮어 모공을 열어 줍니다.

2 T존은 모공 청정 기능이 있는 천연 오일로, U존은 수분과 유분 공급 효과가 있는 오일로 눈가를 제외하고 마사지합니다.

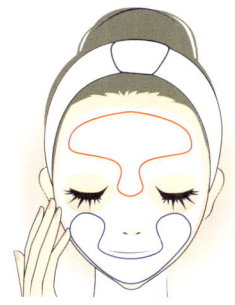
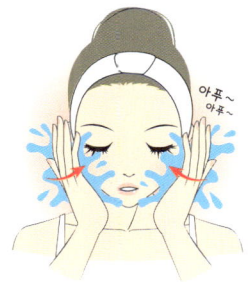

3 T존은 청정 퓨리화잉 팩, U존은 수분이나 민감성 팩을 눈가를 제외하고 그 위에 두껍게 바릅니다.

4 5~10분이 지나면 시원한 물로 씻어 낸 후 T존은 모공 수축 기능이 있는 아스트리젠트, U존은 보습 기능이 있는 토닝 로션으로 마무리합니다.

맑고 투명한 피부 톤을 위한 '화이트닝 팩'

건강하고 밝은 안색의 투명한 피부를 원한다면 화이트닝 케어를 해주세요. 화이트닝은 며칠 만에 얻어지는 성과가 아니므로 다각적인 방법으로 꾸준하고 부지런한 케어를 필요로 합니다. 여드름이나 뽀루지, 기미, 주근깨가 생기지 않도록 예방하는 데 최선을 다하고, 일단 생겼다면 곧바로 화이트닝 팩이나 에센스 등의 케어를 하세요. 방치해 두었다가 한 번에 기계나 파장의 힘을 빌리기도 하지만, 예방과 즉각적인 대처만큼 지혜로운 방안은 없습니다.

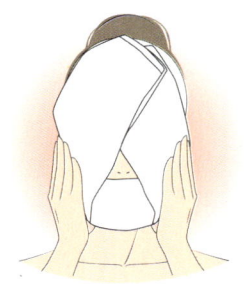

1 따뜻한 스팀 타월로 얼굴을 1~2분 정도 덮어 모공을 열어 줍니다.

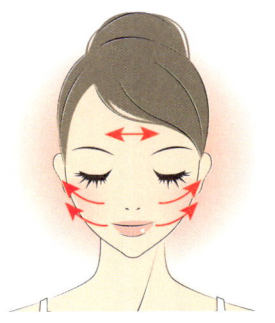

2 살리실릭 에시드나 AHA 등이 함유된 각질 제거 로션을 퍼프에 묻혀 부드럽게 눈가를 제외한 얼굴을 닦아 냅니다.

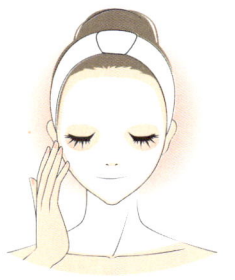

3 같은 방법으로 눈가를 제외한 얼굴과 목에 화이트닝 팩을 두껍게 바릅니다.

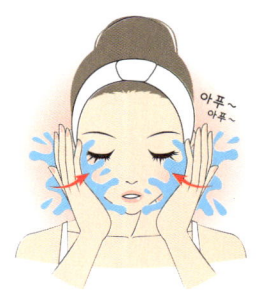

4 5~10분이 지나면 시원한 물로 씻어 낸 후 모공 수축 기능이 있는 아스트리젠트나 화이트닝 토닝 로션으로 마무리합니다.

건강한 안색을 위해서는 혈액 순환이 잘되어야 하고 독소나 노폐물의 배출이 원활해야 합니다. 자외선에 노출이 되는 것을 주의하고 여드름이나 뾰루지를 손으로 짜지 마세요. 불규칙한 수면, 짜고 매운 음식 섭취, 과음, 흡연 습관을 가지고 있다면 아무리 효과가 좋은 마술 같은 화이트닝 제품을 발라도 맑고 투명한 피부 톤을 가질 수 없습니다. 건강한 안색을 원한다면 우선 몸부터 건강해져야 합니다.

Skincare tip

스폿을 코렉트하라! Correct your spot!

멜라닌은 자외선으로부터 피부 세포를 보호해 주는 매우 고마운 물질입니다. 멜라닌이 없다면 우리는 평생 낮에는 햇빛이 들지 않는 지하에서 살다가 밤에만 살짝 나와야 하는 처지가 될 수 있지요. 그러니 멜라닌이 한없이 고마운 것은 사실이지만, 문제는 이 멜라닌이 필요할 때 필요한 만큼만 생성되었다가 자기 임무를 마치면 각질과 함께 완벽하게 사라져 주면 참 좋을 텐데 그렇지 않고 눈 밑에 기미와 스폿을 만든다는 것입니다. 이러한 잡티를 말끔하게 지워 안색을 투명하고 화사하게 만들어 주는 것이 화이트닝 케어입니다. 컨실러로 잡티를 일시적으로 가릴 수도 있지만 컨실러는 오히려 피부를 둔탁하게 하고 파운데이션 색깔과 맞지 않을 경우 들떠서 기미나 스폿을 더 두드러지게 할 수 있습니다. 근본적인 방법은 화이트닝 에센스와 데일리 제품으로 늘 케어를 하고, 일주일에 2번씩 화이트닝 팩을 하는 것입니다. 이때 화이트닝 에센스를 두세 번 펌프해서 화이트닝 팩과 섞어 사용하면 화이트닝 에센스의 활성 입자가 팩의 기능을 부스트합니다. 그리고 화이트닝 코렉터로 타깃인 스폿을 집중적으로 공략해서 지워 주는 것도 좋은 방법입니다. 건강하고 젊은 피부는 멜라닌을 절대 쌓아 두지 않습니다. 피부 세포들이 게으르고 나태해지지 않도록 늘 깨어 있게 하세요. 건강한 신체, 건강한 습관은 맑고 투명한 빛이 감도는 피부를 만들어 줍니다.

처지고 탄력이 떨어진 피부를 위한 '탄력 팩'

피부로부터 관리 요구가 많아질수록 피부가 점점 노화되고 있다는 증거입니다. 화장품의 효력이 전과 다르게 느껴져 점점 센 효과의 제품을 원한다면 피부가 더 많은 것을 보충 받고 싶어 하는 요구임을 읽어 내야 합니다. 내부의 피로 흔적이 겉으로 드러나 사라지지 않고 윤기를 잃어 생기가 없어진다면 일주일 내내 다른 기능의 팩을 얼굴에 얹어 주어야 합니다. 기본적으로 수분 팩을, 일주일에 오토매티컬리 2회씩, 팽팽한 긴장감이 필요한 월요일을 위해서 일요일 밤에는 탄력과 영양을 공급하는 팩, 외부에서 운동을 했거나 쇼핑으로 오래 돌아다닌 날은 화이트닝 팩 또는 진정 팩을 해주세요.

피부가 노화된다는 것은 수분을 잃어 간다는 뜻이기 때문에 젊음을 유지하려면 수분의 지속적인 공급이 중요합니다. 또한 노화는 각질이나 멜라닌같이 없어도 되는 것들이 떨어지지 않고 오히려 많아지는 것을 의미합니다. 바로 마사지와 팩 이전에 '각질 제거'를 반드시 선행해야 하는 이유이죠. 노화가 될수록 마음과 몸, 피부도 '케어'에 많은 노력이 필요합니다. 안타깝지만 노화가 진행될수록 '1+1+1=2.5'가 되어 가니까요.

매혹적인 눈매를 위한 '아이 팩'

아이 마스크는 부족한 영양을 채워 주며 촉촉하고 부드러운 피부를 만들어 눈가를 환하게 합니다. 눈가에 생긴 잔주름은 점점 더 굵은 주름으로 발전하고, 탄력이 떨어진 눈꺼풀은 축 처지고, 눈 아래에는 지방 주머니가 생깁니다. 한 번 생긴 주름이나 눈 아래 주머니는 없어지지 않고 눈 밑에 그늘을 만들죠. 나이가 들어 강력한 효과가 있는 제품을 찾기 전에 지금부터 조금씩 신경 써서 케어하는 것은 어떨까요? 하루에 두 번 젤과 크림을 바르고 일주일에 한 번이라도 꾸준히 아이 마스크를 하면 성형외과를 찾지 않아도 젊고 매혹적인 눈을 만들 수 있습니다.

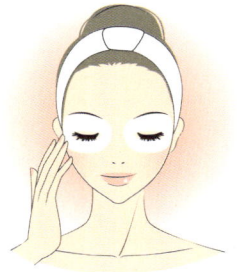

1 일주일에 1~2회 아이 마스크를 합니다. 눈에 안경을 쓰듯이 눈꺼풀 위와 눈 아래에 두껍게 도포하세요.

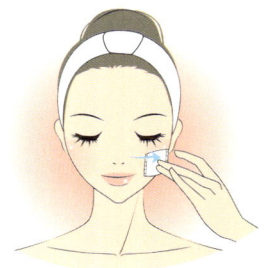

2 10분 후에 물이나 토닝 로션을 적신 코튼으로 부드럽게 닦아 냅니다.

Skincare tip

감자 갈고, 오이 붙이고, 꿀 섞고…… 이런 팩은?

강판에 오이를 갈아서 붙이고, 이것저것 섞어 100% 자연 팩을 만들어 팩을 하는 이유는 무엇일까요? 적절한 화장품이 없는 것도 이유가 되겠지요. 이런 자연 재료들은 우리 몸에 유익한 성분을 함유하고 있으나 정도는 다르지만 독성도 함께 가지고 있어서 알레르기를 유발하며 피부를 자극할 수도 있습니다. 화장품 회사는 연구소에서 활성 성분과 합성된 성분의 알레르기 테스트를 거치는 등 안전한 제품을 만들도록 노력하고 있습니다. 하루 종일 자외선에 시달려 화끈거리는 피부를 진정시킬 마땅한 팩이 없다면 감자를 갈고 오이를 썰어 붙일 수도 있지만, 이 방법은 그저 임시방편의 뷰티 팁일 뿐 장기적으로 사용할 수 있는 방법은 아닙니다. 여태까지 모르고 살았던 나의 알레르기 유발 성분을 오늘 내 얼굴에 독자적으로 테스트해 보고 싶지 않다면 냉장고 안의 재료들을 이렇게 저렇게 섞어 팩으로 쓰는 것은 조심해야 할 일입니다.

소중한 내 얼굴을 위한 주간 팩 스케줄

월	화	수	목	금	토	일
스트레스 가득한 날 수분 팩	화이트닝 팩	스트레스로 피지 분비가 많은 T존을 위한 청정 팩	일주일의 중간 수분 팩	일주일간 힘들었던 피부에게 주는 선물 탄력 팩	화이트닝 팩	각질 제거와 탄력과 영양 공급 팩
	아이 팩			아이 팩		오일 마사지
						청정 팩

Beauty Column

생리 중에도 늘 아름답고 매력적인 피부를 유지하는 비결

1. 더 꼼꼼히 각질 제거하기
배란 후에는 여성 호르몬인 에스트로겐이 서서히 감소되면서 피부 결이 건조하고 거칠어집니다. 생리 전 일주일은 각질이 많이 생겨서 피부가 칙칙한 느낌이 들기 때문에 더욱 신경 써서 각질 제거를 해야 합니다. 지성, 복합성 피부의 경우는 급격히 많아진 각질이 모공을 막아서 여드름이 염증으로 발전되기 쉬우니 특히 세심히 관리해야 합니다.

2. 피지 분비를 조절하는 매트 라인의 청정 팩으로 T존 부위를 세심하게 관리하기
에스트로겐의 감소는 피지 분비를 자극시켜 배란기 때보다 T존 주변이 더욱 번들거립니다. 그래서 원래 여드름 피부가 아닌 사람도 생리 전에 뽀루지가 생기기도 합니다. 생리 전에는 피부의 모공을 깨끗하고 청정하게 유지해야 합니다. 너무 많은 제품을 바르지 말고, 가벼우면서도 영양과 생기를 보충할 수 있는 산뜻한 제품을 사용하세요.

3. 붓지 않게 관리하기
생리가 시작되면 체온이 오르고 혈관 내의 삼투압이 증가하면서 부종이 생깁니다. 부종은 얼굴선을 망가뜨리고 큰 바위 얼굴을 만들어 버립니다. 이러한 몸의 변화를 막을 수는 없지만, 최소화하려는 노력이 바로 365일 아름다운 미인을 만드는 것이겠죠? 생리 전에는 맵고 짠 음식을 피하고, 늦은 밤에 마시는 물 한 잔에도 주의해야 합니다. 충분히 수면을 취하고 즐거운 생각을 함으로써 우울한 기분을 날려 버리세요. 생리 기간에 드는 우울한 기분은 내 몸 안의 에스트로겐에 의해 일어나는 자연스러운 변화의 리듬이라고 생각하고 재충전의 시간으로 즐기는 것도 좋은 대처 방법입니다. 소개팅 날짜는 배란기 즈음으로 잡으면 최대의 뷰티 효과를 볼 수 있습니다.

여성들의 최대 관심사 중 하나는 바로 '다이어트'입니다. 살을 빼는 데 기울이는 노력에 비하면 몸의 피부 자체에는 거의 관심이 없다고 해도 과언이 아닙니다. 하지만 몸의 피부도 얼굴만큼이나 중요하고 세심한 관리가 필요합니다. 피부는 옷장에 넣어 두었다가 다시 꺼내 입는 여름옷이 아니니까요. 촉촉하고 매끄러우며 탱탱한 피부와 셀룰라이트를 없애기 위한 보디 케어를 시작해 봅시다. 다이어트를 위해 들이는 노력의 1/5만이라도, 또는 얼굴을 가꾸는 데 들이는 노력의 1/5만이라도 보디 피부 관리에 쓴다면 발끝까지 아름다운 피부 미인이 될 수 있어요.

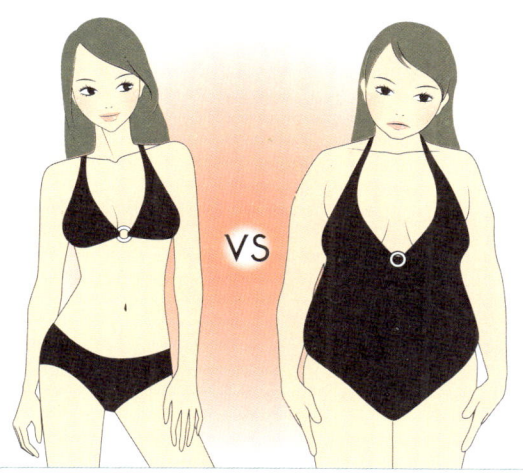

Part 05
만지고 싶은 S라인

Golden Rule 18
얼굴만큼 중요한 **보디 케어**

보디 피부, 얼굴의 1/5만큼이라도 관리하자

얼굴보다 훨씬 많은 부분을 차지함에도 불구하고 보디 피부는 얼굴에 비해 찬밥 신세일 때가 많습니다. 얼굴에 화장품을 바르는 데는 많은 비용과 시간을 소비하지만 보디를 위해서는 보디 워시 하나를 사는 것에도 인색합니다. 남에게 드러내는 얼굴을 위해서는 고가의 제품을 마다하지 않으면서도, 보디를 위해서는 '그 아까운 것을 어떻게 몸에 발라?' 하는 반응이 대부분입니다. 하지만 우리 피부의 대부분은 '보디'가 차지한다는 것을 잊지 마세요. 보디 피부는 얼굴보다 외부 환경에 노출이 적고 유해 요소에 의한 공격을 적게 받기 때문에 보호막인 피지의 분비도 적어 피지가 많이 생성되는 가슴과 등을 빼고는 거칠고 건조한 상태입니다. 하지만 옷으로 가리고 있어 보디로션을 바르는 등 관리의 필요성을 잘 느끼지 못하고 방치해서 결국 돌이킬 수 없는 상태가 되고 말아요. 나이가 들면서 피부가 더욱 건조해지고, 땅기면서 불편함을 느끼고, 임신과 출산, 호르몬의 영향으로 체형이 변하고 나서야 고민을 시작하는 것이 문제라고 할 수 있습니다. 건강과 뷰티는 건강하고 아름다울 때 지키는 것이 현명합니다. 남아 있는 불씨를 다시 살리는 것은 가능하지만 완전히 꺼지면 돌이킬 수 없다는 것을 잊지 마세요.

보디 피부는 얼굴 피부보다 두껍고, 옷으로 보호하고 있어 노화가 느린 편입니다. 그러나 일단 노화가 시작되면 탄력이 떨어져 젊음을 다시 되돌리기가 쉽지 않아요. 더구나 여성의 경우 반복적인 다이어트와 임신, 출산, 수유, 갱년기 등을 거쳐 라인 자체가 망가지면 전혀 다른 몸매가 되지요. 하지만 인생의 각 단계에서 현명하고 지혜로운 관리를 지속한다면 나이가 들수록 아름답고 성숙한 보디 피부와 라인을 가질 수 있을 것입니다.

보디 피부는 옷장에 넣어 두는 여름옷이 아니다

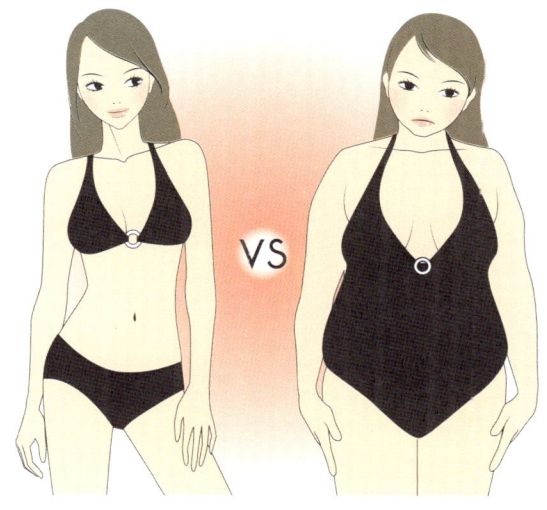

여름 한철을 위해 보디 피부를 가꾸는 사람들이 많습니다. 새해의 첫날 다이어트 계획을 세우지만 작심 3일. 설날 때쯤 또 각오를 다지고는 잊어버리고, 본격적인 여름철이 코앞에 오고 나서야 비키니 수영복을 입기 위해 초특급으로 보디 다듬기를 시작합니다. 그러다 찬바람이 불어오기 시작하면 한여름 잘 버텼다는 안도감과 함께 코트 속으로 넉넉한 살들을 숨기고 뱃살에 또 하나의 나이테를 만드는 것이 우리의 슬픈 현실입니다. 이처럼 몸매를 두꺼운 옷 안에 숨길 수 있는 겨울이 있기 때문인지 우리나라 여성들은 일 년 내내 끈 원피스를 입고 다니는 동남아시아의 여성들에 비해 나이가 들수록 뚱뚱하고 탄력 떨어지는 보디를 가지는 경향이 있어요.

우리 보디의 피부는 드러내지 않아도 매일 입고 있는 속옷과 같아서 방치한다면 쭈글쭈글 구겨지고 해질지도 모릅니다. 가을, 겨울, 봄에 걸쳐 잘 다듬고 관리된 예쁜 발은 여름에 어여쁜 샌들보다 더 빛이 나지요. 이처럼 탄력 있는 피부와 단단한 근육, 잘록한 허리선과 예쁘게 모아진 바스트도 사계절 내내 닦고 다듬는 과정에서 만들어집니다. 내년 여름, 한층 아름다워진 실키 보디라인과 탄력 있는 건강 보디를 자랑하고 싶다면 지금부터 당장 시작하세요. 낡고 주름진 옷이 아니라 해가 갈수록 성숙하고 단단해지는 여름옷을 준비해 봅시다.

Beauty Column

비비디 바비디 부

누구에게나 매직은 일어날 수 있습니다. 단, 어렸을 적 누더기 신데렐라 앞에 비비디 바비디 부에 매직봉 한 번만 돌리면 나타나는 아름다운 드레스와 호박마차의 매직은 아니지요. 세상에 공짜는 없듯이, 매직은 내가 노력한 만큼 트라이앵글 삼박자 안에서 그 크기를 상승시킬 수 있습니다. 매직이 가능한 삼각형 트라이 앵글이란 ① 균형과 절제가 가득한 밥상 ② 나에게 맞는 적절한 운동 ③ 탄력 있고 건강한 피부를 위해 스크럽이나 모이스처 등의 화장품을 이용한 피부 관리입니다. 이 삼각형이 완전한 정삼각형일 때 더욱 찬란하게 매직이 일어날 수 있는데, 한쪽으로 치우친 꼭짓점은 분명히 부작용을 일으켜 망가진 보디라인을 가질 수 있습니다.

가끔 이 세 가지 대신 수술, 주사나 약 그리고 무조건 굶거나 원푸드 다이어트로 꼭짓점을 채우는 사람들이 있습니다. 세상은 공평한 편이라서 땀 흘리지 않고 얻는 것에는 그만한 대가를 치르게 합니다. 특히 슬리밍에는 거의 예외가 없어요. 반복적인 그리고 단기적인 나약한 의지를 극명하게 보여주는 다이어트나 허약한 식단은 애써 만들어 놓은 노후의 자산인 근육을 소실시키고 그것으로 인해 기초대사량까지 떨어뜨려 살찌는 체질로 변화시킵니다. 더욱 비극적인 일은 얼굴과 허리 옆선이 처짐과 동시에 바스트의 컵 사이즈까지 떨어뜨린다는 것입니다. 그러니 소녀처럼 해맑게 웃으며 비비디 바비디 부를 외칩시다. 내 몸 안에 있는 지방 세포도 행복해야 덜 먹습니다. 생각대로 되는 것은 나의 뱃살도 예외가 아니길.

Golden Rule 19
보디 케어의 기본

우리 몸을 감싸고 있는 피부층은 살아 있는 기관으로 신진대사를 통해 노폐물과 독소를 만들고, 이것을 또 말끔히 치우는 배출 시스템이 유기적으로 발달되어 있습니다. 그런데 나이가 들면 전체적으로 배출 시스템이 기력을 잃어서 새털처럼 가볍던 몸이 어느새 앉았다 일어나기 버거울 정도로 묵직한 무게감을 느끼게 됩니다. 살도 찌고 관절과 연골도 나이가 들어 에너지가 부족한 것이 이유라지만 그래도 전과는 너무 다른 느낌이 들죠. 늘 향긋하게 풍기던 나만의 향취가 이제는 퀴퀴한 냄새로 변해 외출 전에는 반드시 향수를 뿌려야 합니다. 내 피부에 대체 어떤 일이 벌어지고 있는 것일까요?

온몸을 덮고 있는 피부는 내 옷입니다. 이 옷은 세월이 가면서 독소와 부종이라는 원인으로 나와 함께 나이를 먹어 낡은 가죽 코트가 됩니다. 젊었을 때는 활발히 배출되고 정화되던 독소와 부종이 제때 치워지지 않고 정체되면서 부종이 생기고 혈색은 칙칙하고 어두워집니다. 더구나 얼굴에만 있던 기미나 잡티가 데콜테와 팔뚝, 손에 검은 반점으로 선명해지고 목에는 쥐젖이라고 불리는 작은 돌출 물질이 검버섯과 함께 하나둘 생기기 시작합니다. 단순히 나이가 들어가는 징조라고 인정하기에는 아직 마음이 젊다면 리폼이 불가능한 무겁고 오래된 가죽 코트 같은 몸이 되기 전에 관리를 시작해 봅시다.

진짜 미인이라면 속옷보다 속살을 더 챙겨라, '스크럽'

건강하고 젊은 피부를 가지고 싶다면 먼저 스크럽을 '꾸준히' '잘' 해야 합니다! 어쩌다 생각날 때 피부를 벗겨 내는 것이 아니라 '부드럽게' '자극 없이' '규칙적으로' 스크럽을 하세요. 스크럽제로는 소금 등의 천연 알갱이나 폴리에틸렌의 마이크로 펄을 사용하는데, 민감한 피부이거나 등에 여드름, 상처 등이 있다면 잘 깎인 폴리에틸렌을 고르는 것이 좋습니다. 피부를 세게 문지르거나 밀지 말고, 피부 표면에 작은 원을 그리면서 손끝에서 팔로, 발끝에서 허벅지로 올라오면 됩니다. 팔꿈치나 무릎 등 거칠어지기 쉬운 부위는 좀 더 꼼꼼히 스크럽하고, 목이나 데콜테의 피부는 얇으니 세게 밀지 않도록 주의해야 합니다. 젊을 때는 재생력이 좋아 금방 아물고 새살이 돋지만 나이가 들면 들수록 이러한 자극이 재생을 더디게 하는 원인이 돼요. 스크럽은 우리 피부를 더 이상 보호할 수 없어 떨어져 나갈 준비가 된 죽은 각질만을 제거하는 것이므로 피부 전체를 세게 밀어 자극하면 보디 피부 관리에 치명적입니다. 일주일에 1~2회씩 규칙적으로 하는 스크럽은 미세 순환을 자극하고 세포의 재생을 도와 피부 노화를 지연시킵니다. 팔뚝과 종아리에 있는 닭살이 걱정이라면 스크럽과 보습 케어를 꾸준히 하세요. 간절히 원하는 만큼 노력과 정성을 들인다면 속살이 더 부드러운 여자가 될 수 있습니다.

피부에 도움 안 되는 때밀이 수건과 목욕 문화 없애기

우리는 흔히 피부의 각질을 '때'라고 합니다. 신체를 보호하는 첫 번째 물리적 방어벽을 우리는 때라고 부르며 불결한 것으로 여기죠. 걸음마를 시작할 때부터 평생 일주일에 한 번은 모래알과 같은 거친 타월로 박박 문질러서 벗겨 냅니다. 때로는 하도 박박 밀어서 살아 있는 피부층까지 벗겨져 닭살같이 붉은 상처를 내기도 합니다. 젊을 때는 피부 재생력이 강해 며칠 후면 다시 새살이 돋아나지만, 20대 후반이 되면 때를 밀고 돌아왔을 때 피부가 건조하고 땅겨 보디로션을 찾는 경험을 하게 될 것입니다. 굳이 거친 때밀이 수건으로 피부의 살아 있는 세포층까지 박박 밀어 내지 마세요. 살아 있는 세포의 한 층이라도 아쉬운 나이가 될 테니 부드럽고 자극 없이 죽은 각질만을 살살 제거하세요. 우리 몸에 더럽고 불결한 '때'는 없습니다. 그저 자기 역할을 충실히 수행하다가 떨어져 나가기를 기다리는 나의 분신이었던 각질이 있을 뿐이지요.

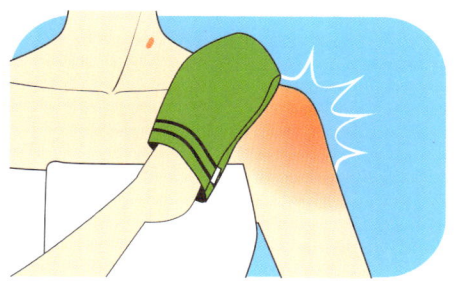

뜨거운 물과 사우나에서 피부를 살리는 방법

뜨거운 물속에 들어가면 몸이 시원합니다. 분명 뜨거운데 왜 몸은 마사지를 받는 것처럼 시원한 느낌이 들까요? 그 이유는 우리 피부의 감각점인 온점이 나이가 들면서 상실되고, 대신 통점이 물의 뜨거움을 통증으로 받아들여 시원하다고 느끼게 하기 때문입니다. 발을 딛기 힘들 만큼 뜨거운 소금 알갱이 위에 우리의 어머니들은 누워 허리를 지지며 시원하다는 탄성을 내지르지만 뜨거운 온도는 피부의 지방층과 혈관을 늘어지게 합니다. 가슴과 엉덩이, 허벅지의 늘어진 지방층은 피부를 처지게 하고 허리춤에서 삐져나와 보기 싫은 뱃살을 만들어요. 확장된 혈관의 벽은 몸의 신진대사를 느리게 하고 노화시키는 주요 원인이 됩니다. 사우나와 뜨거운 온탕이 피로를 풀기 위해 꼭 필요한 라이프스타일이라면 혈관과 지방층을 수축시키는 냉탕과 함께 즐겨 봅시다. 온탕과 냉탕의 적절한 자극이 오히려 피부의 신진대사를 깨우고 긴장시켜 시계 방향으로 흐르는 피부의 생체 시계를 잠시 멈추게 할 것입니다.

Golden Rule 20
몸이 원하는 **보디 케어**

촉촉하고 매끄러운 보디 만들기

학창 시절, 종례 시간 전에 친구들과 교실 뒷마루에 옹기종기 모여 새로 깐 마룻바닥을 손걸레로 닦으며 광을 냈던 기억이 납니다. 요즘은 공장에서부터 나무인지 합성 비닐인지 구분이 안 되는 인조 마루에 이미 왁스를 먹여 반짝반짝 윤이 나는 제품이 출시되지만, 그때는 새로 깐 나무 마루 위에 선생님이 왁스를 듬뿍 떠 놓으면 우리는 엎드려 마른걸레질을 해야 했지요. 신기하게도 그 마른 나무 바닥은 왁스를 먹는 하마처럼 왁스를 순식간에 다 먹어 치우고 다음 날이면 또 바싹 말라 있고는 했습니다. 이러기를 한 학기쯤 반복하고 나면 수십 통의 왁스를 먹은 나무 마룻바닥은 우리의 갸륵한 정성을 인정한다는 듯이 촉촉함과 윤기를 표면에 드러냈지요.

마르고 거친 다리 피부에 오일을 바르고 보디로션을 바르다 보면 왁스를 흔적도 없이 먹어 치우던 그 나무 바닥이 생각납니다. 바싹 마른 장작 같은 다리도 보디로션을 바른다고 금방 촉촉해지지 않습니다. 그동안 방치해 놓은 세월만큼의 시간과 노력의 공을 들여야지만 매끄럽고 부드러운 피부를 되찾게 되지요. 생각날 때마다 한두 번 보디로션을 바르는 것으로는 부드럽고 매끄러운 피부를 만들 수 없습니다. 적어도 두세 번의

계절이 바뀌는 동안 꾸준히 관심을 가지고 관리하는 성의와 노력이 있어야 수분과 영양을 흠뻑 먹은 종아리, 발뒤꿈치에 반짝반짝 윤이 난답니다.

탱탱한 피부를 위한 슬리밍

피부 밑에 위치해 있는 지방 세포는 우리 몸의 비상사태에 대비하여 잉여 에너지를 저장하는 일종의 도시락과 같은 시스템입니다. 먹을 것을 사냥으로 그해야 했던 원시 시대에는 늘 굶주려 있다가 어쩌다 잡은 동물로 포식하고, 가난하던 시절 추석과 설날 같은 명절에만 실컷 먹을 수 있었던 때, 인간의 똑똑한 DNA가 살아남기 위한 저장 방법을 고안한 것입니다. 이제는 절제와 극기가 필요할 만큼 풍요롭고 높은 칼로리들의 음식이 가득하다 보니 전쟁이나 기아 상태와 같은 비상시는 평생 한 번 있을까 말까 한데도 오히려 정신적인 스트레스와 건강하지 못한 라이프스타일로 인해 허벅지와 배에 기형적인 딱딱한 지방 덩어리, 일명 셀룰라이트를 만들고 있습니다.

한 팔을 앞으로 뻗은 다음 힘주어 주먹을 꼭 쥐고 나머지 한 손은 팔 아래 겨드랑이 쪽으로 힘없이 늘어진 살을 만져 보세요. 팔에 있는 근육이 긴장되고 수축된 나머지는 팔의 지방과 함께 탄력을 잃은 힘없는 피부입니다. 허벅지 안쪽의 다리 피부를 같은 방법으로 체크해 보세요. 의자에 엉덩이만 걸치고 앉아 까치발을 하고 발끝에서 허벅지까지 힘을 준 후 양손으로 엉덩이부터 허벅지의 근육 밑으로 힘없이 처진 피부를 만져 보세요. 쫀쫀하고 단단한 건강한 피부는 셀룰라이트가 생기는 것을 막아 주며 부드럽고 매끄러운 피부의 기본이 됩니다.

Golden Rule 21
울퉁불퉁 **셀룰라이트**를 **제거**하자

셀룰라이트가 뭘까?

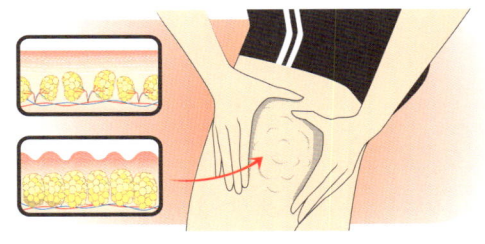

정상적인 지방 세포들은 혈관으로부터 적절한 영양 성분을 받아서 저장하고 스스로 대사 활동을 하여 노폐물을 배출시키지만 영양 성분이 무제한으로 들어오면 신체의 균형이 깨져 버립니다. 그래서 비이상적인 현상을 이상적인 현상으로 받아들이고 저장하라는 잘못된 명령을 통해 기하급수적으로 세포들을 증식하여 조직을 발달시킵니다. 이 팽창한 지방 조직들은 서로 단단히 뭉쳐서 혈관과 림프관을 압박하여 원활한 대사를 방해하고, 피부층을 울퉁불퉁 밀어 올려 피부 면을 고르지 않게 하는데 이것을 셀룰라이트라고 합니다.

셀룰라이트는 원래 의학 용어로 피하 지방층에 염증이 생겨 피부 표면이 울퉁불퉁해지고 엄청난 고통이 수반되는 병입니다. 100여 년 전쯤 스웨덴의 한 의사가 이러한 외면의 현상이 일반 여성들에게 나타나는 것을 연구·발표했는데, 발 빠른 프랑스 화장품 회사가 이 병명을 그대로 사용해 셀룰라이트를 없애는 슬리밍 제품을 출시하면서 이름은 같지만 피부 염증과는 전혀 관계없는 뷰티 용어로 쓰이고 있습니다.

셀룰라이트는 대체 왜 생기는 걸까?

셀룰라이트는 고지방, 고혈당 영양식을 많이 하는 식습관에도 생성 이유가 있지만, 특히 여성 호르몬의 영향을 많이 받아요. 여성 호르몬이 증가하는 2차 성징기 때 여성의 몸은 생명을 잉태할 수 있는 만반의 준비를 시작합니다. 아기를 위해서 저장 시스템이 활발해지고, 에스트로겐은 허벅지와 엉덩이에 영양분을 저장하라는 명령을 내리죠. 이때부터 여성의 몸은 어린아이와는 다른 라인을 가지게 되는데, 엉덩이와 허벅지 바깥쪽에 딱딱한 덩어리를 이루는 셀룰라이트가 급격히 늘어나게 됩니다. 한 번 생긴 지방 세포는 다이어트를 해도 사이즈만 줄어들고 절대 그 수는 줄지 않습니다. 더구나 스트레스와 운동 부족, 임신과 출산의 기간 동안 우리 몸은 엄청난 지방 세포를 만들어 근육이 있던 자리를 대신 채우고 전체적인 미세 순환을 방해합니다.

슬리밍에는 지방 세포와 함께 부종 관리가 필수!

우리는 흔히 부기와 살찌는 것을 각각 다른 것으로 생각하고 단지 부었을 뿐이라고 이야기합니다. 살이 쪘다는 것과 부었다는 것은 어떻게 다를까요? 과학적으로 살이 쪘다는 것은 지방 세포의 수와 사이즈의 증가를 뜻하고, 부었다는 것은 세포 사이사이의 노폐물이나 독소가 림프관을 통해 원활하게 배출되지 못하여 정체되어 있는 부종을 뜻합니다. 그래서 별개의 문제라고 우기고 싶지만 안타깝게도 결과적으로는 '살이 찐' 것이에요. 이를 악물고 허리띠를 타이트하게 졸라매고, 슬리밍 젤을 열심히 바르고 운동하면서 음식을 조절하면 효과가 나타납니다. 그러면 붓는 현상은 어떻게 막을 수 있을까요? 체온이 올라가면 혈관의 삼투압이 상승해서 조직액이 빠져 나와 일시적으로 체액이 정체됩니다. 배출 시스템이 원활하지 못한 사람은 여름철에 더 잘 붓고 얼굴이나 하체에 집중된 부기는 그대로 지방 세포에 흡입되어 '살'이 됩니다. 무더운 한여름 밤에 마시는 시원한 생맥주와 매운 골뱅이 무침, 소금기 가득한 오징어는 부종의 치명적인 원인이 됩니다. 여성의 경우 생리 주기에 따라 이러한 현상이 흔히 발생하는데, 반복적인 부기는 피부의 탄력을 떨어뜨린다는 걸 명심하세요.

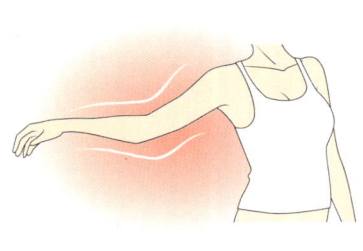

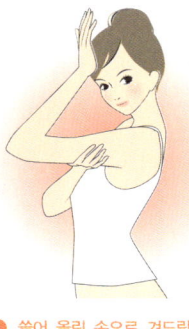

Skincare tip
겨드랑이 안쪽에는 배출을 돕는 림프절이 많이 분포하고 있어 이러한 동작은 손끝에서 쓸어 올린 노폐물과 부종의 조직액이 빠지도록 합니다.

1 가늘고 긴 팔을 갖기 위해 손끝에서 팔 쪽으로 쓸어 올립니다.

2 쓸어 올린 손으로 겨드랑이 안쪽을 묵직하게 5초간 눌러 줍니다.

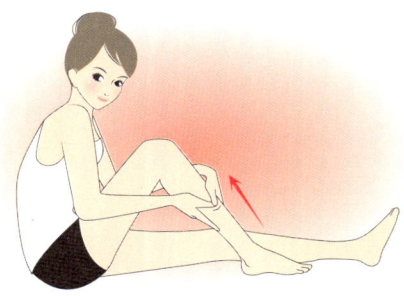

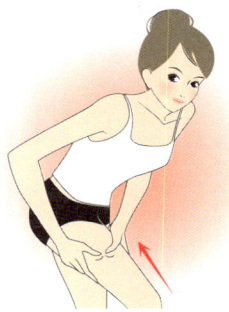

3 같은 방법으로 종아리를 두 손으로 감싸 올립니다.

4 허벅지를 지나 서혜부(사타구니) 안쪽을 묵직하게 5초간 눌러 줍니다. 반대쪽 종아리도 같은 방법으로 실시합니다.

Skincare tip
이런 동작은 종아리를 가늘게 하고 오후에 더 심해지는 부종을 완화시킵니다. 피부 세포 사이의 노폐물의 배출을 원활하게 하는 성분이 있는 보디 오일이나 슬리밍 젤을 바르면 효과를 배가시킬 수 있습니다.

셀룰라이트 없애기

셀룰라이트는 신체의 에너지 공급을 위한 저장 에너지로서의 작용을 하지 못하고 지방과 탄수화물의 과잉 섭취, 스트레스, 운동 부족, 흡연, 음주 등 현대인의 나쁜 라이프스타일 때문에 생기는 이상 현상입니다. 셀룰라이트를 없애기 위해서는 다각적인 노력이 필요해요.

적절한 식이요법과 규칙적인 운동, 셀룰라이트가 집중된 하체에 지방 축소와 배출을 돕는 슬리밍 제품 사용, 슬리밍의 효과를 배가시키는 마사지, 부종을 빼주는 보리차나 옥수수수염차를 함께 마시는 것 모두 좋은 방법입니다.

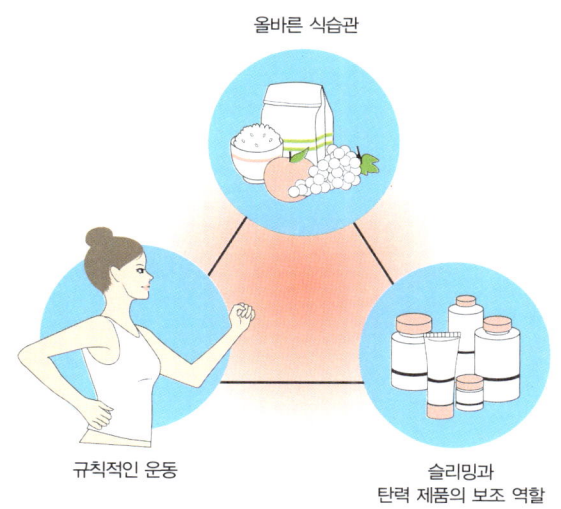

올바른 식습관

규칙적인 운동

슬리밍과 탄력 제품의 보조 역할

식품	질량	칼로리
오이	100g	9kcal
양상추	100g	10kcal
무	100g	11kcal
배추	100g	12kcal
토마토	100g	14kcal
가지	100g	16kcal
다시마	100g	19kcal
파프리카	100g	20kcal
양송이버섯	100g	23kcal
브로콜리	100g	28kcal

● 칼로리가 적고 몸에 좋은 식품들

Golden Rule 22

보디 케어 1 :
목부터 가슴까지

얼굴을 환하게 만드는 넥 케어

얼굴 가꾸기에는 열심인 사람들도 목 관리는 등한시하곤 합니다. 그렇게 목을 방치해 놓았다가 주름이 자글자글 생기고 늘어져야만 넥 케어 제품의 필요성을 느끼고 도움을 요청하는 경우가 많아요. 얼굴 관리라고 하면 흔히 턱선 위까지라고 생각하고 보디 케어를 시작해도 아슬아슬 비켜 관리를 소홀히 하는 곳이 목입니다. 목은 얼굴과 보디를 이어 주는 중요한 다리의 역할을 할 뿐만 아니라 신체에서 가장 무거운 머리를 하루 종일 받치고 있어요. 또 얼굴의 독소와 부종, 노폐물을 쇄골 사이로 배출시키는 역할도 합니다. 목의 피부는 얇은 손수건 한 장 정도의 두께로 피지선도 적어서 건조하고 주름이 생기기 쉽습니다. 평생 머리를 지지하고 돌리고 움직이고 긴장하다가 탄력을 잃기 시작하면 급격히 처지는 부위예요. 얼굴만큼 자외선에 노출되지만 차단제 한 번 제대로 발라 주지 않아 주근깨나 기미, 검버섯이 생기기 쉽죠. 이렇게 소중한 목을 더 이상 방치할 수는 없겠죠? 지금 당장 넥 케어를 시작해 봅시다.

턱선 밑에서 쇄골까지 3등분(오른쪽, 중앙, 왼쪽)하여 가볍게 눌러서 제품을 흡수시킨 후 부드럽게 쓸어내립니다. 목의 양쪽 흉쇄유돌근인 목덜미를 따라 쇄골 방향으로 쓸어내리면 얼굴을 붓고 칙칙하게 만드는 독소와 노폐물의 배출을 촉진시켜 작은 얼굴을 만들 수 있습니다.

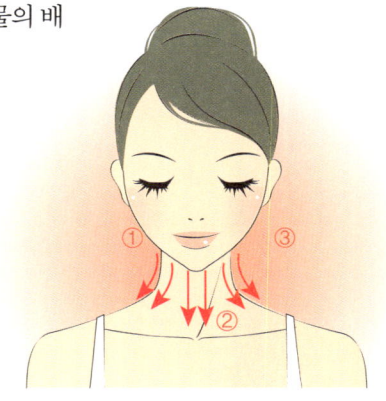

[Beauty Column]

헉! 칠면조 턱?

목주름은 크게 수평 주름과 수직 주름으로 나눌 수 있는데, 20대 후반부터 서서히 피부 탄력이 소실되면서 얼굴 주름처럼 가는 수평 잔주름이 생기기 시작합니다. 처음에는 눈에 잘 띄지 않다가 30대가 되면 부쩍 표가 나고, 40대가 되면서 더욱 늘어져 자세나 목의 움직임에 따라 굵은 수평 주름이 뚜렷해집니다. 수직 주름은 목의 양쪽에 부챗살처럼 얇게 퍼져 있는 '플라티스마(광경근)'라는 근육이 수직으로 곧게 두 줄 잡히는 주름인데, 40~50대가 되면서 과도하고 지속적인 수축으로 발생하는 이런 경우를 흔히 '칠면조 턱'이라고 부릅니다.

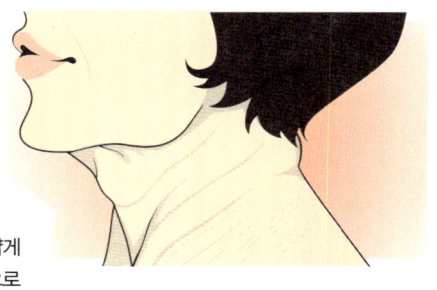

주름 없는 예쁜 목을 만드는 4가지 습관

1. 목에도 자외선 차단제를 바르자

목은 얼굴과 함께 항상 자외선에 노출되어 있는 부위인데도 목에는 자외선 차단제를 바르지 않는 사람들이 많습니다. 봄부터 초가을까지는 목이 깊게 파인 옷을 자주 입어 노출 부위가 넓기 때문에 노화가 되기 쉬워요. 그러므로 목에도 자외선 차단제를 잊지 말고 꼼꼼히 바르세요.

2. 얼굴 피부의 기초 관리 때 습관적으로 목까지 바르자

페이스 제품을 꼼꼼히 바르고 보디 케어까지 하는 사람도 잊기 쉬운 부분이 바로 목입니다. 클렌징을 할 때, 토닝 로션을 바를 때, 에센스와 로션을 바를 때 항상 습관적으로 목에서 데콜테까지 손에 남은 제품을 부드럽게 바르고, 목 전용 제품을 또 한 번 꼼꼼하게 바르세요.

3. 높은 베개는 피하고 항상 바른 자세를 취하세요

어렸을 적부터 어른들에게 높은 베개를 베고 자면 오래 못 산다는 말을 들은 적이 있을 거예요. 어떤 근거로 그런 말이 나왔는지는 모르겠지만 피부를 위해서는 맞는 말이라는 생각이 듭니다. 높은 베개는 하루의 1/3을 차지하는 긴 밤 동안 목에 주름이 생기게 합니다. 또 습관적으로 목을 특정 방향으로 기울이거나 구부정한 자세로 앉아 있으면 접힌 목 부분에 주름이 생깁니다. 이런 나쁜 자세는 미용뿐만 아니라 척추와 목뼈에도 치명적이니 주의하세요.

4. 일주일에 1~2회는 특별히 위클리 넥 케어를 하세요

피부가 특히 건조하다면 20대 후반부터 탄력 강화 크림을 데콜테 방향으로 위에서 아래로 부드럽게 눌러 주고 가볍게 쓸어내리며 발라 주세요. 이렇게 위에서 아래로 부드럽게 눌러 흡수시키는 방법은 림프 순환의 방향과 일치해서 얼굴에 쌓여 있는 부종을 부드럽게 밀어 내어 밝고 화사한 피부 톤을 만듭니다.

탄력 있는 가슴을 만드는 바스트 케어

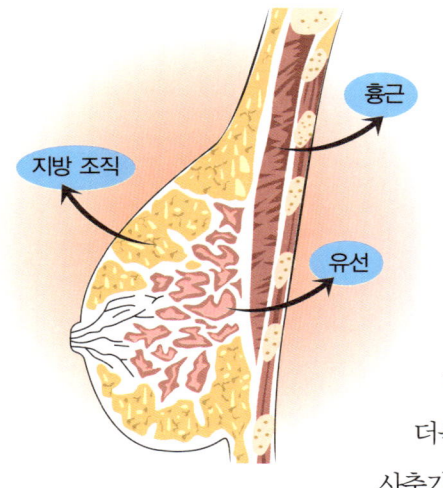

바스트는 여성의 신체 중에서도 그 모양과 젊음을 유지하기가 가장 힘든 부위입니다. 어떤 근육으로도 지탱받지 못하는 데다 유두를 중심으로 아기의 생명줄인 유선을 보호하기 위해 두툼한 지방 조직으로 덮여 있어서 쉽게 처집니다. 임신과 출산을 통해 사이즈가 급격히 변화하고 수유까지 하고 나면 원상복귀는 더욱 어려워집니다. 가슴이 나오기 시작하는 사춘기부터 자세를 바르게 하고 올바르게 브래지어를 착용하면서 꾸준한 관리를 한다면 예쁘고 건강한 바스트를 유지할 수 있습니다.

바스트 케어를 할 때는 유두를 피해서 바스트 전체를 끌어 올리듯이 젤, 로션, 오일을 바릅니다. 데콜테를 거쳐 목까지 끌어 올리는데, 데콜테와 목의 피부가 바스트를 끌어 올려 주는 피부이기 때문에 이 부위 역시 건강함을 유지해야 합니다. 바스트 케어 시 꼭 데콜테와 목까지 마사지하도록 하세요.

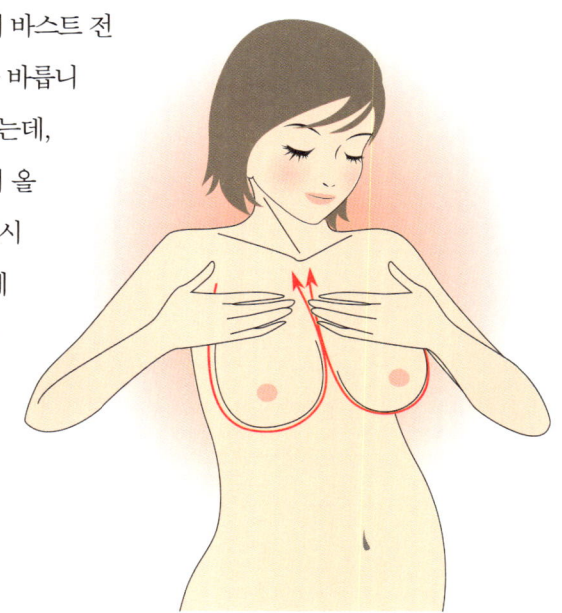

예쁜 바스트를 위한 3가지 좋은 습관

1. 브래지어 올바르게 착용하기

브래지어 착용 시 어깨끈이 너무 꽉 끼면 좋지 않으니 어깨와 브러지어 끈 사이에 손가락 한 개를 넣었을 때 넉넉할 정도로 끈을 조절하세요. 자신의 가슴 크기에 맞는 컵 사이즈를 착용하고, 패드가 들어간 것은 바스트 지방 조직의 체온을 높여 처지게 하는 원인이 될 수 있으니 피하세요. 자기 전에는 브래지어를 벗어서 가슴을 편안히 쉴 수 있게 하는 것이 좋습니다.

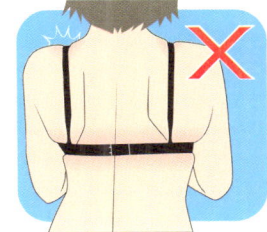
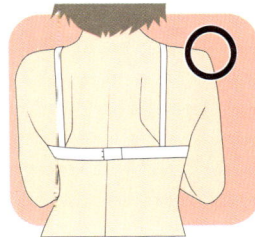

2. 뜨거운 샤워나 입욕은 피하기

뜨거운 물로 목욕을 하면 지방 조직은 물론 피부와 혈관이 확장하여 노화가 촉진됩니다. 하루의 피곤을 떨쳐버리기 위해 뜨거운 물로 샤워를 했다면 모공을 조이고 피부 타이트닝과 리프팅을 위해 차가운 물로 마무리하세요.

3. 영양, 보습, 리프팅 관리하기

바스트 케어도 얼굴의 피부 관리처럼 아침저녁으로 하는 것이 더 효과적입니다. 아침에는 하루 종일 움직이고 활동을 많이 하기 때문에 바스트를 업시켜 주는 것이 좋습니다. 그래서 브래지어의 끈처럼 리프팅시켜 주는 것이 좋아요. 이 때 쇄골뼈까지 데콜테 부분을 쭉 끌어 올리면서 발라 줍니다. 하루 일과를 마친 밤에는 종일 가슴을 조이고 있던 브래지어를 벗고 영양과 보습, 재생 기능이 있는 케어 제품을 바릅니다. 이때에도 마찬가지로 데콜테까지 충분히 발라 주는 것을 잊지 마세요.

매력적인 바스트를 위한 올바른 자세와 운동

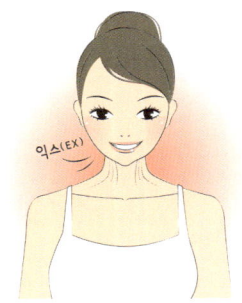

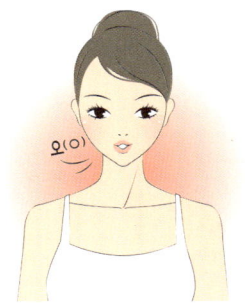

1 가슴을 펴고 아랫배에 힘을 주는 자세를 취합니다. 이때 턱과 목의 근육이 긴장하도록 '익스(EX)'를 말하는데, 흉근에서 입술까지 다 당기는 듯한 느낌을 받도록 하세요.

2 '오(O)'를 말하면서 긴장을 풀어 줍니다. 이렇게 하면 흉근과 목의 근육이 강화되어 바스트가 처지는 것을 막아 줍니다.

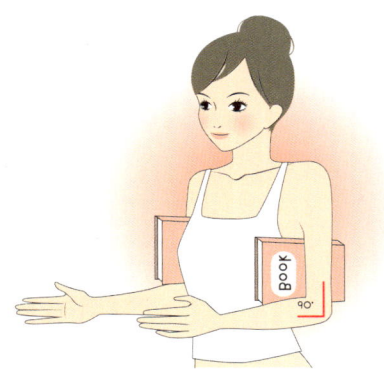

3 바스트가 처지는 것을 방지하기 위해서는 등의 근육이 뭉치지 않고 바르게 잡혀 있어야 합니다. 양쪽 겨드랑이에 책을 끼우고 90도 각도로 팔을 듭니다. 그런 다음 앞을 바라보고 가슴을 폅니다.

Golden Rule 23

보디 케어 2 :
허리부터 허벅지까지

군살 없이 잘록한 허리선 만들기

우리나라 여성들이 신체 중에서 가장 뚱뚱하다고 느끼는 곳은 뱃살이 잡힌 배 부위라고 합니다. 날씬한 사람을 보았을 때 가장 부러워하는 곳도 역시 잘록한 허리선과 군살 하나 없는 배라고 하니 상징적으로 가장 슬리밍하고 싶은 부위라고 볼 수 있습니다. 배 부위는 살이 찌기는 쉬우나 빼기는 참 어렵고 또 탄력을 잃기 쉬운 곳이라 슬리밍과 더불어 탄력 케어가 반드시 필요합니다.

갈비뼈와 연결된 근육이 배꼽을 중심으로 배 속의 장기를 덮고 있어 가슴을 똑바로 펴지 않는 구부정하고 나쁜 자세는 소화기관에도 좋지 않지만 배 근육 위에 지방이 축적되기 쉽게 합니다. 임신과 출산을 통해 여성들의 배와 둔부는 20kg 가까이 체중이 집중해서 불어나기 때문에 지방 세포가 급격히 쌓입니다. 임신을 하면 배의 근육이 고무줄처럼 늘었다 다시 줄면서 그 탄력이 드라마틱하게 없어집니다. 늘어났다 줄어들면서 생긴 빈 공간에는 지방 조직이 자리를 잡아 군살이 되고 나중에는 운동을 해도 빠지지 않는 나잇살이 되고 말지요.

배 근육 강화하기

우리 몸은 근육이 약해지면 지방 조직이 대신 강해지는 성질을 가지고 있습니다. 몸의 근육을 항상 긴장시키고 깨워 놓아 그 자리에 지방 조직이 쌓이지 못하게 하세요. 배 근육을 강화하는 방법으로는 윗몸 일으키기 등 배 쪽에 긴장을 주는 운동이 좋습니다.

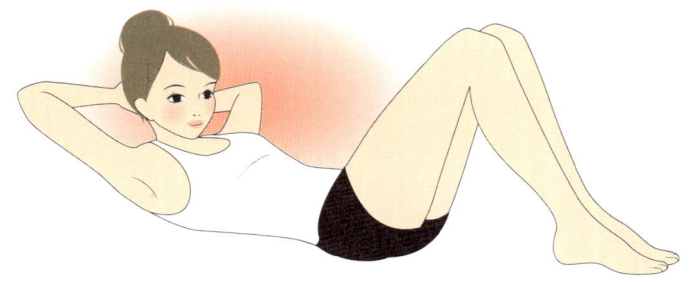

탄력·슬리밍 제품 바르기

배는 신체의 어느 곳보다 탄력과 슬리밍을 신경 써야 하는 부위입니다. 배꼽을 중심으로 대장의 순환 방향인 시계 방향으로 원을 그리면서 탄력 케어 제품과 슬리밍 제품을 아침, 저녁으로 나누어서 바르세요. 그리고 날씬한 옆선과 허리선을 위해서 슬리밍 제품을 바른 후 반복적으로 스트레칭을 하세요.

엉덩이가 네 짝이라고?

팬티선 아래 비정상적으로 생긴 두 개의 미운 엉덩이를 없애고 싶다면 스크럽을 자주 하고 반드시 보습제를 발라야 합니다. 오래 앉아 있으면 엉덩이의 피부는 거칠어지고 색소 침착이 생겨 검게 변합니다. 또 엉덩이에 살이 찌면 허벅지가 짧고 뚱뚱해 보이죠. 반대로 엉덩이가 작으면 일단 허벅지가 길어 보이고 옷맵시가 살아납니다. 엉덩이는 살이 찌기 쉽고 처지기 쉬우니 스크럽→슬리밍→탄력 케어로 꾸준히 관리해야 합니다.

쭉 뻗은 예쁜 허벅지 만들기

남성들에 비해 근육이 약한 여성들은 배와 허벅지에 근육 대신 지방 조직이 발달하기 쉽습니다. 특히 허벅지 바깥쪽에는 셀룰라이트가 발달해서 울퉁불퉁한 피부 결을 보여요. 셀룰라이트는 딱딱하게 덩어리가 진 지방 조직으로 슬리밍 제품을 발라도 잘 흡수되지 않습니다. 슬리밍 젤을 충분히 바른 후 다리에 힘을 준 상태에서 양 주먹을 쥐고 허벅지 바깥쪽을 아래에서 위로 긁어 올리세요. 이러한 마사지는 딱딱한 셀룰라이트에 슬리밍 성분이 침투하여 작용하는 것을 돕고 부종의 배출을 촉진시킵니다. 마사지 후에는 허벅지가 자극을 받아 긴장하도록 파워 워킹 등의 운동을 하는 것이 효과적입니다.

가늘고 탄력 있는 허벅지를 위한 파워 워킹 하기

허벅지는 에너지를 비축하고 있는 근육이 가장 많이 모여 있는 곳입니다. 그래서 실한 근육으로 넘치는 허벅지를 가졌다면 잔병치레 안 하는 건강한 노년을 보장합니다. 그런데 여성은 근육과 함께 더 많은 셀룰라이트를 허벅지에 저장하는데, 바로 여성 호르몬이 많이 분비되기 시작하는 사춘기 이후부터 급격하게 그 양이 늘어요. 임신과 출산 이후에는 딱딱한 돌덩이처럼 서로 뭉쳐 하체의 혈액과 림프 순환을 저해합니다. 이 셀룰라이트를 줄이기 위해서는 단순히 안 먹는 것으로는 불가능합니다. 무조건 안 먹고 살을 빼면 허벅지 근육만 소실되고, 특히 급격하게 허벅지 안쪽 피부의 노화를 급속화시켜 탄력 없는 늘어진 라인을 만듭니다. 그러면 적당한 근육과 탄력 있는 피부 결을 가진 허벅지를 만드는 저렴한 운동법이 없을까요?

배꼽까지 잠기는 수영장이나 목욕탕의 냉탕 안에서 파워 워킹을 30분간 하세요. 셀룰라이트는 주로 하체의 배꼽선 아래에서부터 허벅지까지가 절정을 이룹니다. 하체가 충분히 잠기는 차가운 물에서의 빠른 워킹은 근육을 단단하게 조여 주고, 물속에서의 저항력과 맞서는 걷기 운동은 생각만큼 만만한 운동이 아닙니다. 더구나 차가운 물은 우리 몸의 혈관과 림프선을 순간적으로 조이고 긴장시켜 흐름을 빠르게 합니다. 이렇게 빨라진 순환은 지방이 축적될 틈을 만들지 않는답니다. 근육을 만들어 주면서 탄력 있는 피부 결까지 잡아 주는 파워풀한 워킹으로 건강 미인이 됩시다!

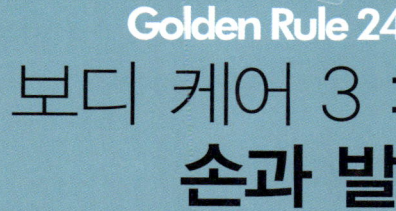

Golden Rule 24
보디 케어 3 : 손과 발

예쁘고 보드라운 손 가꾸기

여자에게 손은 자신감을 표현하는 수단입니다. 손짓을 하거나 물건을 고르는 손은 말보다 더 많은 감정을 드러내지요. 손의 크기나 모양에 관계없이 일단 단정하게 잘 다듬은 손톱과 부드러운 손등은 자신감이 있어 보이지만, 물어뜯어 울퉁불퉁하거나 부러진 손톱, 거칠고 색소 침착이 심한 손은 의상과 헤어, 메이크업의 자존심을 한꺼번에 무너뜨립니다.

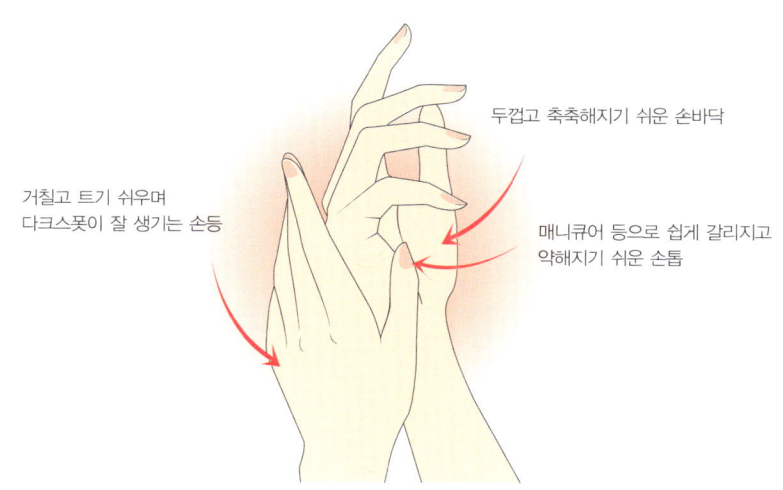

거칠고 트기 쉬우며 다크스폿이 잘 생기는 손등

두껍고 축축해지기 쉬운 손바닥

매니큐어 등으로 쉽게 갈리지고 약해지기 쉬운 손톱

손은 여러 가지 케어를 동시에 원하는데, 손등은 거칠고 상처가 나기 쉬우며 늘 햇볕에 노출되어 잡티가 생깁니다. 손바닥은 땀이 많이 나서 축축하지만 금방 건조해져서 푸석거리고, 손톱은 쉽게 갈라지며 부러지기 쉽습니다. 손바닥이 미끄러워져서 핸드크림을 바르는 것이 꺼려지고, 손에 물이 마를 날 없이 살림을 한다면 손 관리는 사치스러운 일이 되지요. 그래도 손을 씻으면 곧바로 핸드크림을 바르는 습관을 갖도록 하고, 밤에도 손에 잡히는 거리에 핸드크림을 두어 듬뿍 발라 주세요. 핸드크림은 손톱을 강화시켜 잘 부러지지 않고 튼튼하게 하는 네일 케어까지 되는 제품을 고르는 것이 좋으며, 큐티클 위에서 원을 그리듯 마사지합니다.

발끝까지 부드러운 발 가꾸기

언제 어디서든지, 한겨울에도 양말을 벗고 당당하게 맨발을 드러낼 수 있나요? 아무리 예쁜 샌들을 신고 있어도 거친 발등과 각질이 허옇게 일어난 뒤꿈치, 마구 잘라낸 발톱은 신발의 빛을 빼앗고 맙니다. 발은 체중을 지지하고 무게 중심을 잡아 균형감 있게 걷고 움직일 수 있게 하는 매우 중요한 부위입니다. 하지만 여성들은 굽이 높거나 적절하지 못한 사이즈의 신발을 신음으로써 발을 힘들게 하고 모양을 변형시킵니다. 나이가 들면서 발은 건조해지고 발바닥도 평평해져 걸을 때 쉽게 피로를 느끼게 됩니다. 혈액 순환이 잘되지 않아 결절이 생기기도 하고, 신발의 마찰로 인해 발톱은 두꺼워지고 색깔도 변합니다. 발은 땀의 분비가 다른 부위보다 3배 이상 많고 피지선이 거의 없어서 쉽게 건조하고 거칠어집니다. 추운 겨울철에는 하루 종일 양말과 신발에 갇혀 호흡이 곤란하고, 여름철에는 발이 냉방 상태에 그대로 노출되어 체온이 떨어집니다. 이렇게 고생하는 우리 발을 위해서 어떻게 케어하면 좋을까요? 그 방법은 다음과 같습니다.

① 적절한 체중을 유지하고 자세를 바르게 합니다.
② 전문가의 관리를 받습니다.
③ 편한 신발을 신고 약간 큰 사이즈를 고릅니다.
④ 잠자기 전에 릴랙싱 케어를 합니다.

혈액 순환을 도와주는 마사지법

발바닥의 움푹 들어간 부분을 세게 눌러 주세요. 이때 릴랙싱 오일이나 풋 케어 제품을 사용하면 더욱 좋습니다.

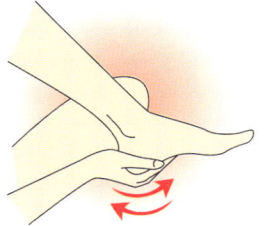

스크럽하기
발등 ➜ 발바닥 ➜ 발꿈치 ➜ 복사뼈 순서로, 특히 각질이 많은 발꿈치는 세심하게 돌리면서 스크럽하세요.

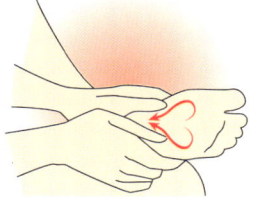

세럼 or 오일
발의 노화가 걱정이라면 세럼을 듬뿍 바릅니다.
보습 성분이 있는 오일이나 릴랙싱 기능이 있는 아로마 오일도 좋습니다.

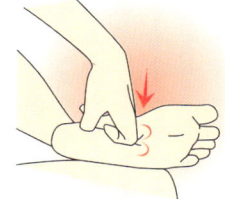

풋 크림
발등과 발목, 발뒤꿈치에 듬뿍 바릅니다.
자기 전에는 발바닥에도 바르세요. 발톱을 튼튼하게 하는 성분이 들어 있는 제품을 사용하고 발톱 위에 원을 그리면서 마사지합니다.

두피도 피부라는 사실, 알고 계셨나요? 두피 케어도 스킨케어만큼이나 중요합니다. 내 두피 타입에 대해 정확히 진단하고 두피와 모발을 따로 관리해 보세요. 매일 아침, 아무 생각 없이 해왔던 머리 감기 습관을 제대로 된 방법으로 바꾸고 내 두피 상태에 알맞은 관리를 시작하세요. 또 '머리에 관한 진실 혹은 거짓'을 통해 궁금했던 사항들을 확인해 보겠습니다.

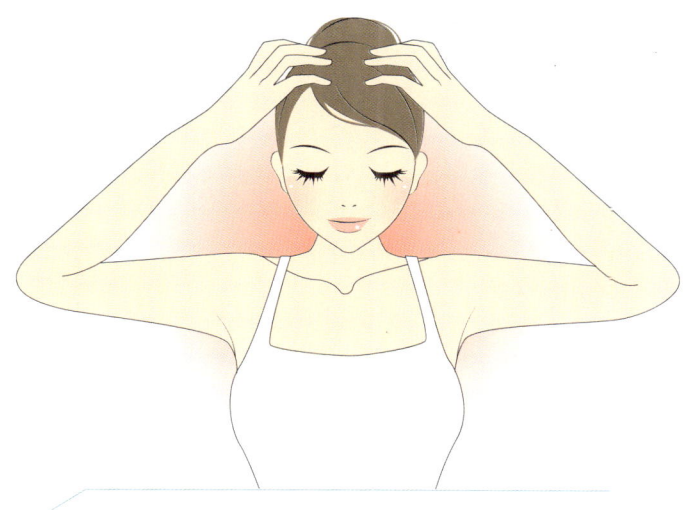

Part 06
상쾌한 두피와 탄력 있는 머리카락

Golden Rule 25
스킨케어만큼 중요한
두피 케어

두피도 피부다

예쁘게 화장을 하고 멋지게 차려입어도 머리를 알맞게 꾸미지 않으면 무언가 빠진 듯 어색하고 아름다운 얼굴과 옷이 빛을 잃고 맙니다. 피부는 탱탱하고 젊은데 머리카락은 푸석푸석, 머리숱은 많이 빠지고 흰머리마저 군데군데 엿보인다면 아무리 피부를 탱탱하고 어려 보이게 가꾸었어도 진짜 나이를 드러내고 맙니다. 건강하고 찰랑찰랑한 머리카락은 얼굴 피부만큼이나 중요해요.

머리카락이 탄생하고 자라고 있는 곳은 바로 '두피'라고 하는 부분인데 얼굴, 보디와 마찬가지로 일정한 주기를 가지고 턴오버하여 각질이 생성되고 떨어져 나갑니다. 땀과 피지의 천연 유·수분 보호막이 머리 피부를 보호하고 있고 진피층에서 수분과 영양을 공급받아 신진대사를 하는 살아 있는 신체 기관이지요. 두피가 얼굴, 보디와 다른 점이 있다면 얇은 솜털이 아니라 무성한 머리카락이 있어 피부의 건강과 함께 또 다른 개성을 지닌 머리카락의 관리까지 동시에 해야 비로소 아름다운 헤어스타일을 유지할 수 있다는 것입니다.

머리카락은 건성, 두피는 지성?

모발은 피부 속의 모공이라고 불리는 털구멍에서 태어나 세포 분열을 통해 위로 밀어올라오며 자랍니다. 피지선이 접속되어 있는 모공에 박힌 털은 피지의 분비로 두피를 보호하고 윤기 있는 머릿결을 가질 수 있도록 합니다. 모발은 끝으로 갈수록 건조하고 힘이 없으며, 특히 모발의 바깥층인 큐티클은 물리적인 자극에 쉽게 부서집니다. 두피도 너무 건조하면 각질이 일어나 가렵고 피지의 분비가 많으면 끈적거리고 머리카락이 서로 엉겨 붙습니다. 올바른 헤어 케어법은 피지가 적당하게 분비되고 머리카락 끝이 갈라지지 않는 건강함을 유지하도록 하는 것입니다.

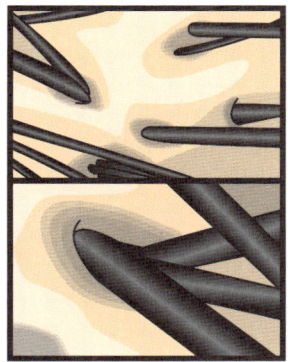 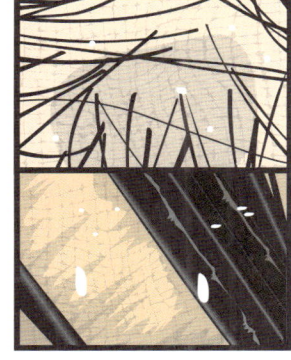 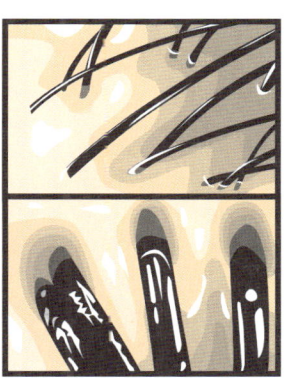

　　건강한 두피　　　　　　　　건조한 두피　　　　　　　　지성 두피

머릿결이 나빠지는 원인

머릿결은 하루아침에 비단결처럼 부드러워지지 않는 반면, 잠깐만 방심하거나 방치하면 수세미처럼 변하고 맙니다. 잦은 샴푸나 드라이, 파마, 염색 등으로 인한 헤어스타일의 변형, 매일 묶고 다니는 짱짱한 고무줄, 두통을 유발할 것 같은 꼭 끼는 헤어핀에

머리카락은 무참한 공격을 받고 있어요. 특히 자외선은 모근을 상하게 하여 탈모를 유발하며 거칠고 건조한 모발을 만듭니다. 조금 무리한 스케줄로 과로하거나, 몸이 피로로 무겁고 밥맛이 없다 싶으면 머리카락이 엉켜서 큐티클 끝이 갈라지곤 하지요. 피부와 마찬가지로 머리카락과 두피도 현재의 신체 상태를 보여 주는 인디케이터로서의 역할을 합니다.

나쁜 머릿결이 되는 이유들

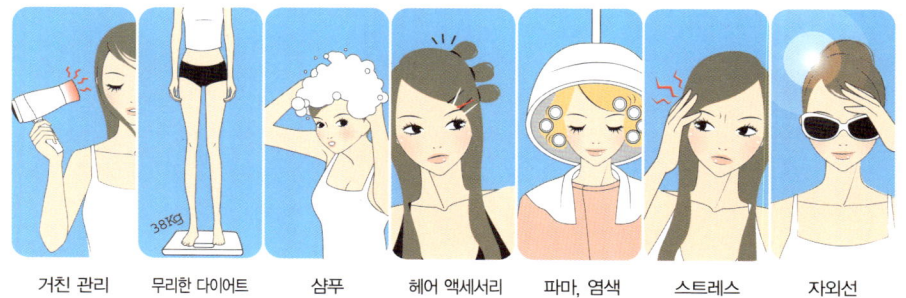

거친 관리 | 무리한 다이어트 | 샴푸 | 헤어 액세서리 | 파마, 염색 | 스트레스 | 자외선

Skincare tip

올바른 머리 감기 방법

얼굴에는 십여 가지의 온갖 신제품들을 아침, 저녁으로 바르면서 머리는 빨래를 하듯이 기름기만 제거하고는 보습제, 자외선 차단제 하나 바르지 않고 바람, 공해, 태양 아래 무방비로 노출하여 혹사시킵니다. 지금까지 살면서 너무나 당연한 듯 무심히 해왔던 머리 감기 습관을 조금만 정성스럽고 세심한 방법으로 바꿔 보세요.

머리 감기는 두피와 모발을 따로 케어해야 하는데, 그 이유는 두피와 머리카락은 서로 다른 성질을 가지고 있기 때문입니다. 그렇지만 지성인 두피는 지성용 샴푸로, 푸석거리는 모발은 건성용 샴푸로 따로 감을 수도 없는 노릇이죠. 그렇다면 최소한 두피용 샴푸로 머리를 감되 린스나 트리트먼트가 모발에만 사용해야 하는 제품인지의 여부를 반드시 확인한 후 두피에 닿지 않도록 모발에만 사용하세요.

Golden Rule 26
두피와 모발 **따로 관리**하기

두피와 모발 상태 체크하기

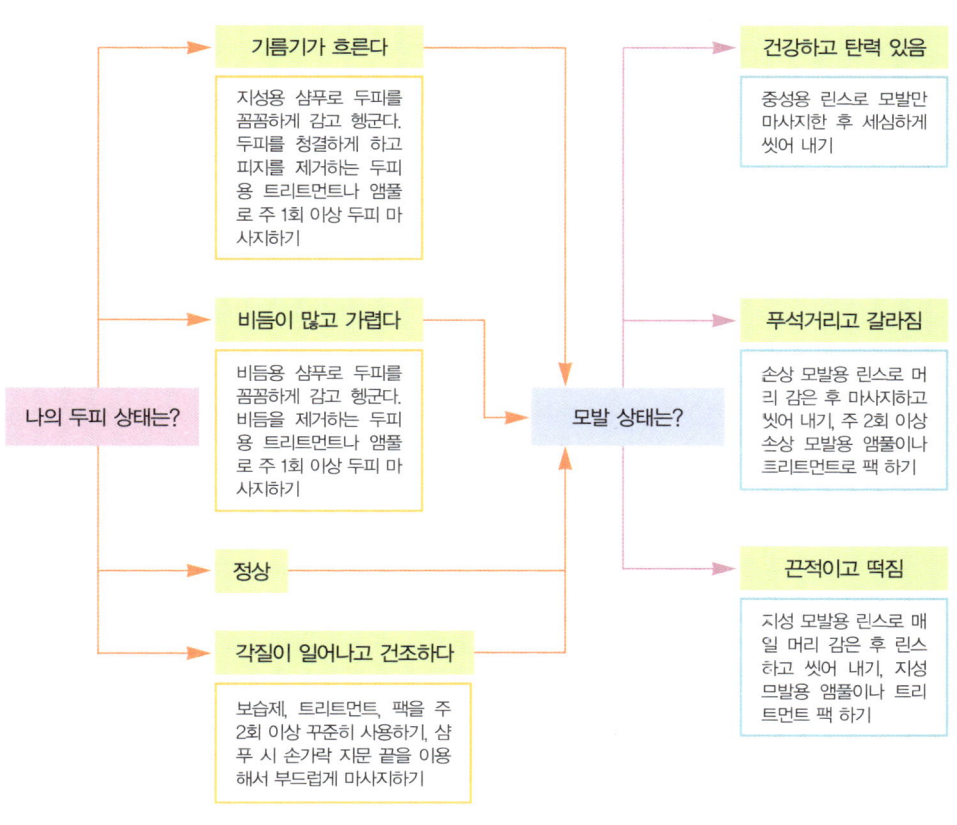

PART 06 상쾌한 두피와 탄력 있는 머리카락

샴푸(Shampoo)

샴푸는 원어 그대로 해석하면 '머리를 씻는다'는 의미로 머리카락과 두피에 붙어 있는 피지나 각질, 먼지 등의 오염 물질을 깨끗하게 씻어 내는 두발용 화장품을 말합니다. 도시에서 살고 있는 사람들은 대기 오염이 심해 하루에 한 번 이상은 반드시 샴푸를 하고 있지요. 샴푸를 선택할 때도 두피 상태나 머리카락의 건강 상태를 고려하는 것이 매우 중요한데, 민감한 피부를 관리하느라 애쓰는 사람이라면 마트에서 덤으로 하나 더 준다고 아무 제품이나 집어 들면 안 되겠지요?

린스(Rinse)

린스는 '헹구다'라는 의미이지만, 헹굼과 동시에 모발을 정돈하고 윤기를 내며 머리카락을 보호하기 위한 모발용 화장품입니다. 샴푸 후 머리카락에 남아 있는 금속성 피막과 비누의 불용성 알칼리 성분을 제거해서 모발이 엉키는 것을 방지하고 정전기가 생기지 않도록 하죠. 샴푸만 하면 머리카락이 거칠고 정전기가 일어나는데, 린스를 하고 나면 신기하게도 머리카락이 부드러워지고 찰랑거려 왠지 린스가 영양제인 듯한 느낌이 들어 살짝 헹구어 냈던 적이 있습니다. 하지만 그러면 영락없이 뒷머리 네이프 라인에 염증이 생겨 간지럽고, 좁쌀만 한 뾰루지가 톡톡 불거져 나오곤 했어요. 머리카락을 보호하고 부드럽게 하는 린스도 원래 의미대로 '깨끗하게' 헹구어 내야 합니다.

Skincare tip

계면 활성제

린스에 사용되는 계면 활성제는 샴푸와 달리 양이온성으로 클렌징의 효과보다 모발 표면에 얇은 막을 씌워 모발을 보호하고 부드러운 빗질이 가능하게 합니다. 하지만 피부 흡착력이 높아 깨끗하게 씻어 내지 않으면 피부를 자극하여 알레르기를 유발해요. 이마나 목 뒷머리의 헤어 라인에 유독 여드름이 많이 난다면 린스 후 손을 깨끗하게 헹구고 손가락 끝으로 문지르면서 헤어 라인을 흐르는 물로 다시 한 번 헹궈 주세요.

컨디셔너와 양모제

두피와 모발에 영양을 주는 제품으로는 헤어 토닉, 컨디셔너, 오일, 앰풀 등이 있습니다. 두피에 영양을 주면서 혈액 순환을 촉진하고 모근을 부활시켜 탈모를 방지하는 기능을 가진 제품도 있고 비듬이나 가려움증이 있는 두피를 살균, 해독하는 제품도 있어요.

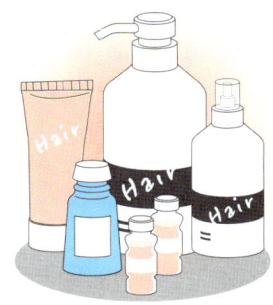

헤어 필링제

샴푸 전에 모발과 두피의 각질을 제거하는 제품으로 두피 사이사이에 도포하여 일정 시간이 지나면 깨끗하게 씻어 냅니다. 리퀴드와 크림 타입이 있고 두피의 혈액 순환을 도와 신진대사를 원활하게 해서 깨끗한 모공을 만들고 탈모를 예방합니다.

헤어 토닉

두피를 시원하고 깨끗하게 하여 가려움증을 없애 줍니다. 모근과 두피에 집중적인 영양을 공급하고 토양이 강한 모근과 건강한 두피를 만들기 위한 기초를 다져 모발에 근본적인 활력을 부여합니다.

헤어 앰풀

모발과 두피에 집중적인 영양 공급을 하거나, 손상된 헤어의 즉각적 회복을 위해서 사용합니다. 리브 온 타입과 워시 오프 타입의 인텐시브 트리트먼트로서 파마를 하기 전이나 후에 사용하세요.

헤어 트리트먼트

손상된 모발의 건강을 회복시킵니다. 크림, 로션, 팩, 리퀴드 타입 등이 있고 린스 후 두피와 머리카락에 고르게 흡수시킨 후 깨끗하게 씻어 냅니다.

털갈이 기간?

사람의 머리카락은 한 가닥 한 가닥이 서로 다르게 태어나 일정한 주기를 갖고 성장한 후 빠지고, 빠진 모공에는 3~4개월간 휴식 후 새로운 모발이 탄생합니다. 이렇게 서로 독립적인 모주기를 가지는 것을 '모자이크 주기'라고 합니다. 만일 인간이 동물처럼 모든 모발이 태어남과 동시에 한꺼번에 성장을 시작해서 함께 빠지고 함께 휴지기를 갖는다면 어땠을까요? 다행히 우리는 대대적인 털갈이 기간에 따라 쓰고 다녀야 하는 가발이 필요 없이 남몰래 빠지고 다시 새로운 모발이 자라나면서 늘 풍성한 머릿결을 유지할 수 있음에 감사해야겠습니다.

Skincare tip

모발에 관한 이것저것

- 모발은 짧은 성장기를 가진 유전 인자
- 월 평균 1.2cm 성장
  (유전 인자, 약물 복용, 화장품, 상처, 종기 호르몬, 면역 상태 등에 의해 개인차가 매우 큼)
- 15~30세 사이에 가장 성장이 빠르고, 50세 이후에는 성장 속도가 떨어짐
- 일생 동안 약 9m 정도가 자람

Beauty Column

머리카락만큼 그렇게 날 사랑한다고??

모발이 끊어지지 않을 정도로 잡아 당겼다가 다시 원래대로 돌아가는 성질을 모발의 탄력성이라고 합니다. 탄력성이 좋은 머리카락은 원래 길이에서 약 20%까지 늘어나며 물이 젖으면 약 40~50%까지 늘어난다고 합니다. 머리카락 한 가닥을 엄지와 검지 사이에 끼워 놓고 다른 손의 엄지와 검지로 미끄러뜨리면 머리카락이 나선형으로 말립니다. 이 나선형의 수가 많을수록 탄력 있고 건강한 모발이라고 합니다. 또한 우리의 머리카락 한 올은 100g 정도의 무게를 지탱한다고 합니다. 약 100,000개의 모발을 가지고 있는 아시아인의 경우는 대략 10톤의 무게를 머리카락이 지탱할 수 있으니까 모발을 하나로 묶어 공중에서 끈을 이어 타고 노는 신선놀음도 가능할 것 같네요. 실제 일본에서는 모발을 묶어 몸을 지탱한 채 공중에서 결혼식을 올린 사례도 있다고 합니다. 그러고 보면 내 머리카락만큼 널 사랑해라는 독특한 프러포즈도 감동적이겠습니다.

Golden Rule 27
매일매일 제대로 감고 관리하기

두피와 머리카락 나누어서 샴푸 하기

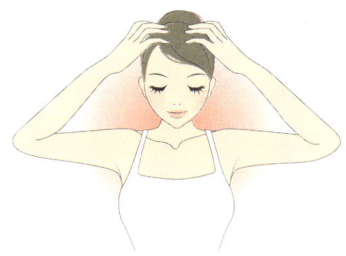

1 두피의 뿌리 끝에 양손을 넣은 후 살짝 잡아 당겨 두피를 부드럽게 깨웁니다.

Skincare tip
모공 속에 긴장을 주고 혈액 순환을 촉진하여 영양과 산소를 불러들이는 방법입니다.

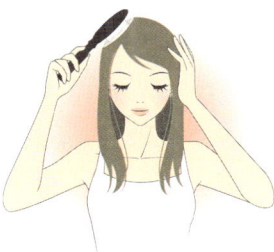

2 가볍게 브러싱합니다.

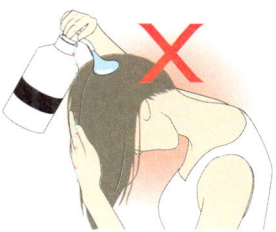

3 고개를 숙여 머리카락을 앞으로 내린 상태에서 먼저 두피에 따뜻한 물을 충분히 묻힌 다음 머리카락을 적십니다. 손바닥에 샴푸를 덜고 양손으로 비벼 충분한 거품을 냅니다.

Skincare tip
샴푸를 머리에 직접 짜거나 손에 덜어 사용하더라도 거품을 내지 않고 바로 바르면 안 됩니다.

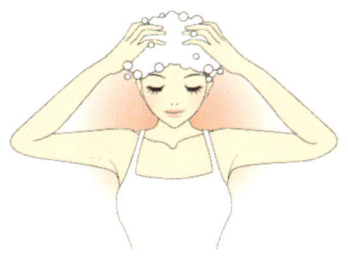
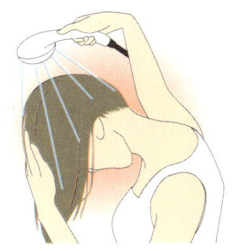

4 먼저 두피와 머리의 뿌리에 거품을 묻히고, 양 손가락의 손끝(지문 부분)으로 마사지를 하여 피지와 오염 물질을 부드럽게 떨어뜨립니다. 두피 다음에는 머리카락을 샴푸합니다.

5 손가락을 두피 사이사이에 넣어 샴푸가 남아 있지 않게 헹구어 냅니다.

두피용인지 모발용인지 확인하고 린스 하기

손바닥에 린스를 덜어 두피용이면 두피에, 헤어용이면 헤어에 부드럽게 마사지합니다. 이때 두피는 지성인데 손상용이나 건조한 머리카락을 위한 제품을 썼다면 두피에는 닿지 않도록 주의하고 세심하게 헹구어 냅니다. 양손을 비누로 씻고 린스 성분이 남아 있지 않은 깨끗한 손으로 이마부터 헤어 라인, 목덜미 라인을 흐르는 물로 깨끗이 씻어 린스가 피부에 흡착되지 않도록 합니다.

올바른 방법으로 드라이하기

두피를 먼저 말리고 모발은 나중에 드라이 하도록 합니다. 드라이를 하기 전에 중요한 것은 타월 드라이입니다. 열 드라이를 하기 전에 타월로 두피와 머리카락을 덮어 물기를 충분히 제거하세요. 젖은 머리는 마른 머리카락보다 약해서 손상되기 쉬우니 되도록 타월로 물기를 먼저 제거한 후 약한 열로 20cm 정도 떨어진 거리에서 천천히 머리를 말립니다. 두피를 먼저 말리고 그다음에 머리의 중간 부분, 끝 부분은 자연스럽게 스치듯이 말리세요.

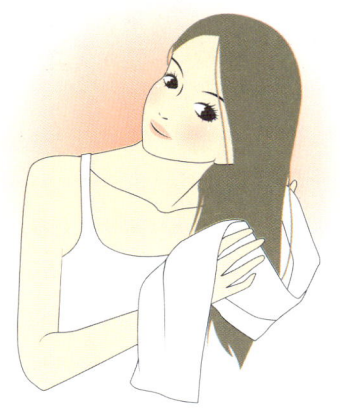

● 타월을 이용한 드라이 방법

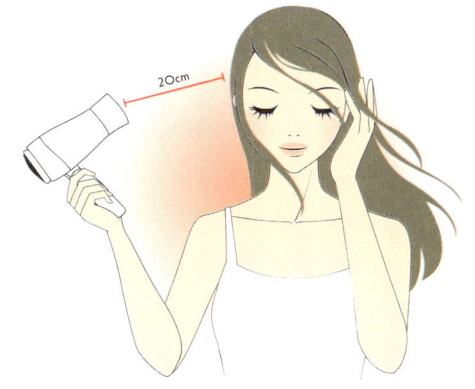

● 드라이어를 이용한 드라이 방법

Golden Rule 28
두피 상태에 따른 **관리 방법**

끈적이는 지성 두피 케어하기

지성 두피는 과도한 피지의 분비로 인해 두피에 축축한 물이 고여 있는 듯하여 상쾌하지 못한 느낌이 듭니다. 매일 머리를 감아도 어느새 오후가 되면 며칠 안 감은 머리처럼 떡이 지고 끈적이지요. 이런 두피는 비듬과 각질이 피지와 뭉쳐 불쾌한 냄새가 나고 누런 비듬이 머리 사이에서 보입니다. 세심히 관리하지 않으면 부분적으로 탈모가 일어나기도 쉽고 정갈해 보이는 이미지를 만들기 매우 어렵습니다. 지성 두피의 관리 방법을 보면 첫 번째가 청결이고 지성 모발 전용의 샴푸를 사용해 두피를 깨끗하게 해야 합니다. 두피는 지성이지만 모발이 건조한 경우 지성 전용 샴푸를 이용하여 두피를 중점적으로 깨끗하게 감은 후, 모발 끝 부분에 집중적인 트리트먼트와 에센스를 세심하게 발라 주세요.

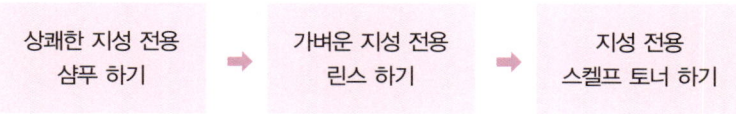

기름진 두피, 이것만은 꼭 주의하세요!

1. 머리 감은 후 세심하게 잘 말리기

지성 두피는 되도록 밤에 머리를 감아 하루 동안 분비된 피지와 먼지 등을 깨끗하게 씻어 내는 것이 좋습니다. 두피도 우리 몸의 피부와 마찬가지로 밤사이에 재생하고 손상된 부분을 복구합니다. 과다한 피지와 오염 물질은 모공 안에 모근이 건강하게 자라는 것을 방해합니다. 단, 머리를 감은 후 반드시 완전하게 잘 말려 주어야 합니다. 축축한 상태로 잠을 자면 비듬이 생기기 쉽습니다.

2. 과다한 스케일링은 하지 말기

지성 두피는 피지 분비가 많은 얼굴의 T존과 비슷합니다. 얼굴 피부의 피지선과 마찬가지로 두피의 모공 안 피지선도 자극을 받으면 더욱 피지를 분비하려는 성질을 가지고 있습니다. 따라서 지성 피부는 얼굴이나 두피에 자극적인 각질 제거를 자주 하는 것이 도움이 되지 않습니다. 일주일에 한 번이나 열흘에 한 번씩 부드럽고 더 세심하게 각질 제거를 하세요.

3. 지성 두피 관리와 정상 두피 관리를 병행하기

두피도 우리 몸의 호르몬과 내부의 순환 리듬에 따라 피지가 많이 나오기도 하고 적게 나오기도 합니다. 그러므로 일 년 열두 달 내내 지성 전용 샴푸로 항상 클렌징하는 것은 좋지 않습니다. 1~2주는 산뜻한 지성 전용 샴푸와 린스로 관리하고 세 번째 주는 정상 모발용 샴푸를 사용합니다.

푸석한 건성 두피 케어하기

피지의 분비가 적은 건조한 두피는 각질이 많고 쉽게 붉어지며 예민해지기 쉽습니다. 그러므로 자극적인 케어는 절대 금물입니다. 건성용 샴푸로 클렌징하고 모발의 큐티클을 단단하게 강화하는 컨디셔너를 사용합니다. 강한 열로 드라이하는 것을 피하고 반드시 타월로 충분히 두피의 물기를 제거하세요. 그런 다음 모발과 두피를 보호하는 트리트먼트를 바른 후 가능한 한 거리를 두고 천천히 말립니다.

푸석한 두피, 이것만은 꼭 주의하세요!

1. 피지 분비 정상화를 위한 스케일링하기

지성 두피와 반대로 건성 두피는 피지의 분비가 적고 불규칙한 피부입니다. 그래서 지성 두피와 반대로 스케일링을 통해 순환을 촉진시키고 피지 분비를 자극하는 것이 좋습니다. 일주일에 1~2회, 규칙적으로 부드럽게 스케일링합니다.

2. 수분 전용 트리트먼트 꾸준히 하기

피지 분비 정상과 함께 수분 케어도 함께 병행하여 유·수분이 잘 균형 잡힌 건강한 두피를 만들도록 합니다. 두피에 수분을 주는 토닝과 에센스로 수분 관리도 잊지 마세요.

비듬 없는 두피 만들기

비듬이란 두피에 발생하는 지루피부염의 경미한 형태로 과도한 인설, 건조한 흰색 조각이며, 흔히 가려움증을 동반합니다. 정상적인 세균 중의 하나인 피티로스포룸 오발레(Pityrosporum ovale)라는 곰팡이 균이 기후, 유전, 식생활, 호르몬, 스트레스에 의해 과도하게 증가하여 피부 염증과 과각질화 현상으로 각질이 떨어져 나오는 것이죠. 비듬의 발생 원인은 내적인 원인과 외적인 원인으로 나눌 수 있는데, 내적 요인으로는 호르몬의 불균형, 자율신경의 불균형, 지방 및 탄수화물의 과다 섭취, 비타민과 미네랄의 부족으로 인한 표피 조직의 신진대사 불균형 등이 있습니다. 특이하게도 비듬은 건성 두피와 지성 두피에 모두 생길 수 있는데, 이것은 피지의 분비가 생성 원인이 아니라 곰팡이 균의 서식이 문제이기 때문입니다. 건성 두피의 경우 유·수분을 공급하면서 미생물을 깨끗하게 제거하고, 지성 두피는 살균과 청정에 힘쓰면서 관리해야 합니다.

규칙적인 샴푸 하기

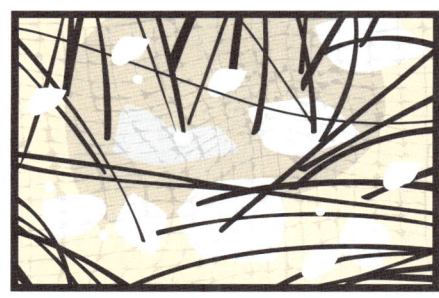

건성 비듬

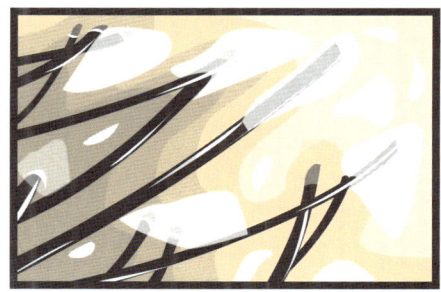

지루성 비듬

샴푸는 일상적인 주기를 유지해서 해야 합니다. 이러한 주기적 관리를 통해 피지와 오염물을 분해하는 미생물을 제거함으로써 두피의 턴 오버 주기를 정상화시킵니다.

청결하게 두피 관리하기

두피가 불결하면 상재균이 번식하여 비듬이 생기고 가려움증을 유발해서 불쾌한 냄새가 납니다. 항상 깨끗한 상태를 유지하여 미생물의 생육을 억제시키세요.

끝이 갈라지고 손상된 모발 관리하기

머리카락은 단단한 케라틴이 여러 겹으로 겹쳐 있어 외부로부터의 자극을 견디지만 거친 샴푸 습관이나 젖은 상태에서의 블로우 드라이는 큐티클의 탈락을 촉진하여 머리카락 끝이 갈라지고 거칠어지게 합니다. 무리한 빗질이나 샴푸, 백코밍 시 발생하는 마찰에도 머리카락은 쉽게 갈라지고 부서집니다. 불행히도 우리는 이러한 사실을 알면서도 매일 뜨거운 열로 드라이를 급하게 하고 파마나 염색, 브리지, 매직으로 머리카락을 손상시키고 있어요.

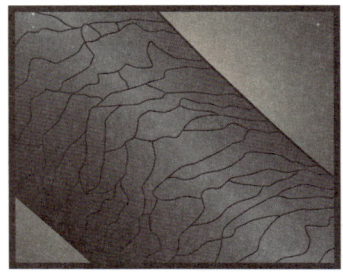
건강 모발

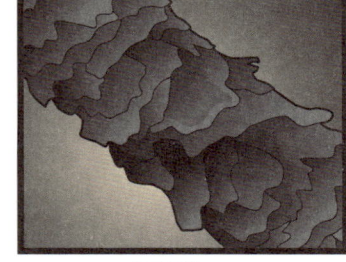
손상 모발

손상 모발 관리 수칙 5가지

1. 기본 케어 하기

머리카락 내부의 케라틴을 단단하게 채우고, 외부의 큐티클에는 영양을 주고, 린스나 트리트먼트를 규칙적으로 사용합니다. 머리카락도 얼굴이나 보디의 피부만큼 지속적인 케어를 필요로 하므로 꾸준히 세심하게 씻어 내고 바르는 습관이 필요합니다.

2. 일주일에 1~2회 헤어 앰풀이나 트리트먼트 하기

두피와 머리카락을 깨끗하게 세정한 후 앰풀이나 트리트먼트를 바르고 몇 분 후에 깨끗하게 씻어 내세요. 손상이 심할수록, 또 더 좋은 결과를 원할수록 꾸준하고 지속적인 관리가 필요합니다.

3. 오일이나 트리트먼트를 머리카락 끝에 바르기

드라이 전과 후에는 항상 모발을 보호하는 오일이나 트리트먼트를 머리카락 끝에 바릅니다. 젖은 머리카락은 손상되기 쉬우니 수건으로 먼저 충분히 건조시킨 후 급하지 않게 블로우 드라이를 합니다.

4. 손상된 머리카락은 잘라 내기

끝이 손상된 머리카락은 내버려두면 계속 갈라져서 더욱 심각한 상태가 됩니다. 전문가와 상의하면서 조금씩 다듬어 가세요.

5. 파마, 염색은 전문가에게 맡기기

파마나 염색을 집에서 하는 것은 위험합니다. 헤어 손상을 줄이기 위해서 전문가에게 맡기세요.

Skincare tip

Take Time!!! For your beauty!

미용실에 가서 머리를 감고 미용사들이 머리를 말리는 것을 보면 이들은 마법의 손을 가졌나 하고 의아해집니다. 그저 살짝살짝 흔들면서 드라이를 했을 뿐인데 집에서 내가 애쓰고 힘주며 기교를 부린 컬보다 더 자연스럽고 예쁘니까요. 그 방법을 배워 보려고 두 눈을 똑바로 뜨고 살피며 애쓰지만 그다지 특별한 기술은 없어 보입니다. 하지만 여기에서 가장 중요한 포인트는 그들은 서두르지 않는다는 것입니다. 작품을 위해서 서둘러서는 안 된다는 것을 안다는 것이 더 정확한 말일 것입니다. 그들은 가볍게 머리를 말리더라도 충분한 거리에서 자극을 최소화하기 위해 시간을 가지고 천천히 컬을 살리면서 말립니다. 반면에 우리는 아침에 바쁘다고 화장이나 드라이를 번갯불에 콩을 튀기듯 하니 그 차이가 확연할 수밖에 없겠지요. 아름다워지기 위해서는 시간이 필요합니다. 여유를 가지고 달래고 흡수시키면서 컬링이 될 때까지 기다리는 인내가 필요합니다. 인생의 승자가 되기 위해서도, 미인이 되기 위해서도 시간과 노력이 필요하다는 것은 당연한 진리입니다.

Golden Rule 29
머리에 관한 **진실** 혹은 **거짓!**

1. 샴푸 하기 전에 빗질을 하면 탈모를 예방할 수 있다?   YES

샴푸로 모공과 모발에 피지와 오염 물질을 제거하기 전에 준비 운동처럼 두피를 빗으로 자극해 주세요. 빗질은 두피의 혈액 순환을 자극하여 건강한 두피를 만들어 주는 마사지의 효과가 있습니다. 그래서 탈모를 예방하고 탄력 있는 건강한 모발을 만들 수 있어요.

2. 머리를 자주 감으면 머리카락이 더 많이 빠진다?   NO

머리를 자주 감는다고 머리카락이 더 많이 빠지는 것이 아닙니다. 오히려 두피를 깨끗하게 하여 막힌 모공을 열어 호흡을 원활하게 해주는 것이 건강한 모발을 만드는 방법입니다. 실제로 실험 결과에 의하면 샴푸에 관계없이 머리카락은 매일 일정한 수량이 빠진다고 밝혀졌습니다.

3. 린스를 하면 트리트먼트를 따로 할 필요가 없다?   NO

린스는 샴푸 후의 엉킨 모발을 부드럽게 정돈하고 정전기를 방지하며 윤기 있는 모발을 만드는 기능을 합니다. 트리트먼트는 린스의 기능을 하면서 모발 내부의 큐티클 층에 영양과 수분을 공급합니다. 손상되고 약한 모발일수록 린스보다 트리트먼트를 하시는 것이 좋습니다.

4. 머리를 찬물로 감으면 두피의 모공이 수축되어 탈모 예방에 좋다? NO

두피에 쌓인 피지나 오염 물질은 따뜻한 물로 충분히 흡수시켜 샴푸 하는 것이 깨끗하게 클렌징하는 방법입니다. 너무 차가운 물이나 뜨거운 물은 우리 몸의 모든 피부에 좋지 않습니다. 하지만 마지막 헹굴 때 약간 차가운 물을 사용하면 기왓장처럼 벌어진 모발 표면의 큐티클 층이 수축되어 모발 표면을 매끄럽게 닫아 주는 역할을 합니다. 차가운 물로 마지막 헹굼을 하면 따뜻한 물로 인해 팽윤된 모발과 두피에 긴장을 부여해서 모발의 정상적인 밸런스를 회고하고 탄력을 주는 데 도움을 줍니다.

5. 린스는 살짝 헹구는 것이 모발에 좋다? NO

린스는 피부 흡착력이 세서 두피에 발진을 일으키기 쉽습니다. 더구나 지성 모발의 경우 머리카락을 산뜻하지 않고 끈적이게 하기 쉬우므로 깨끗하게 씻어 내야 합니다.

6. 비듬 샴푸를 쓰면 모발이 건조해지고 상하기 쉽다? NO

비듬 샴푸는 피지와 오염 물질을 제거해 주는 샴푸의 역할과 함께 각질을 제거하고 곰팡이 균을 없애는 기능을 합니다. 비듬이 있는 건성 모발이라면 오히려 보습의 기능까지 하므로 비듬 샴푸를 사용하는 것이 효과적입니다.

7. 저녁에 머리를 감아야 탈모를 방지할 수 있다? YES

아침에 하는 샤워는 에너지를 주고 밤에 하는 샤워는 청결과 릴랙스를 주는 것과 마찬가지로 아침이나 저녁에 머리를 감는 것은 각각 그 장점이 있지만, 하루 종일 쌓인 먼지와 피지를 자기 전에 제거하는 것이 두피와 모발의 건강에 더욱 좋습니다. 하지만 밤에 머리를 감는다면 반드시 잘 말리고 자야 합니다.

8. 왁스와 젤을 바르고 자도 두피에는 상관이 없다? NO

왁스와 젤은 일시적으로 모발에 코팅을 하여 상황에 맞게 스타일을 디자인할 수 있는 헤어 제품입니다. 그러나 아무리 바빠도 자기 전에는 깨끗하게 샴푸하고 자야 합니다. 낮 동안에는 아름다움을 더해 주지만, 밤에 자는 동안에는 두피와 모발이 호흡하고 쉴 수 있도록 도와주는 것이 건강함을 오랫동안 유지할 수 있는 좋은 습관입니다.

9. 두피가 지성이면 모발도 지성이다? NO

두피와 모발의 성질이 항상 같지는 않습니다. 두피의 모공에서 분비되는 피지는 머리카락을 타고 흘러 모발을 보호하고 윤기 있게 합니다. 그래서 그 분비량에 따라 끈적이는 지성 모발, 푸석거리는 건성 모발로 나뉩니다. 특히 여성들의 경우는 파마나 염색, 자외선 등의 외부 스트레스에 의해 두피와 상관없이 갈라지고 건조한 모발이 될 수 있으므로 두피와 모발의 상태를 각각 진단하여 트리트먼트를 해야 합니다.

10. 천연 비누로 머리를 감으면 샴푸보다 더 좋다? NO

아무리 천연 비누라고 해도 비누 자체는 샴푸보다 두피와 모발에 좋지 않습니다. 샴푸가 비누보다 거품이 풍부하고 세정력이 더 좋아 자극 없이 효과적으로 피지와 오염물질을 제거할 수 있습니다. 거품이 충분하지 않은 비누로 머리를 감으면 손바닥으로 모발을 문지르기 쉬운데 이것은 젖은 상태의 약한 모발을 자극할 수 있으므로 주의해야 합니다.

11. 약산성 샴푸가 모발에 좋다? NO

약산성 샴푸는 유아나 민감한 두피에 적당합니다. 그러나 세정력이 떨어지기 때문에 피지의 분비가 많은 어른의 경우 중성 이상의 샴푸가 더 적당합니다. 하지만 파마나 염색 등으로 손상되고 일시적으로 알칼리화된 모발의 경우는 다시 정상적으로 복원

되기까지 약산성 샴푸나 파마 전용 샴푸를 사용하고 영양을 충분히 줄 수 있는 트리트먼트를 사용하는 것이 좋습니다.

12. 모발은 두 겹이다? NO

손상된 모발의 끝이 두 갈래나 세 갈래 정도로 갈라지는 것을 흔히 볼 수 있습니다. 그래서 모발은 두어 겹 정도가 합쳐진 것처럼 보이나, 실제로는 여러 겹이 겹친 매우 단단한 조직입니다. 모발이 약한 백인의 경우 3겹 정도이고 비교적 굵은 모발을 가진 동양인은 8겹이나 된다고 하니 단단하고 튼튼한 머리카락을 가진 것이 다행이네요.

13. 김남주의 물결 펌은 정말 파마다? NO

퍼머넌트 웨이브란 영구적으로 헤어 조직을 변형시켜 웨이브를 유지하는 것을 말합니다. 매우 자연스럽고 우아해 보이는 물결 펌을 시도하지만 제대로 되지 않는 이유는 미용사의 잘못이 아니라, 물결 퍼머넌트가 아닌 물결 모양을 주는 일시적인 아이롱 덕분입니다. 그렇게 자연스러운 웨이브는 촬영 전 2시간이나 걸려 공들여 디자인한 것이므로 일반적인 파마로 연출하기는 어렵습니다. 물론 많은 시간과 정성을 들인다면 누구나 김남주 같은 헤어스타일을 연출할 수 있답니다.

14. 머리카락은 죽어 있는 것이다? YES or NO

죽었다고 할 수도 살아 있다고 할 수도 있습니다. 일정량이 계속 자라고 있기 때문에 살아 있는 기관이라고 할 수 있지만, 모발 속에는 혈관이나 신경이 통하지 않고 피부와 같이 자연 치유력이 없어 죽었다고 할 수도 있습니다. 머리카락을 자르거나 뜨거운 고대기로 머리카락을 지져도 아픔을 느끼지 않는 것을 보면 죽었다고 할 수 있지만, 모발을 잡아당기거나 갑자기 한기를 느낄 때 쭈뼛거리며 서는 느낌을 받는 것을 보면 살아 있다고 할 수도 있는 것이지요.

임신을 하면 여성이 아닌 엄마가 되고, 피부 관리는 이제 사치라고 생각하는 여성들이 많습니다. 그렇지만 여성의 인생에서 가장 아름답고도 중요한 이 시기를 어떻게 보내느냐는 선택의 문제가 아닙니다. 최소한의 것을 최대한 활용할 줄 아는 똑똑한 여성은 출산 후에도 스킨케어를 통해 또래보다 훨씬 젊은 엄마가 될 수 있습니다. 임신 초기부터 출산 후까지 꾸준하고 지속적인 관리를 통해 인생의 시곗바늘을 거꾸로 되돌려 봅시다. 특히 튼 살 관리와 바스트 케어는 절대 잊지 마세요.

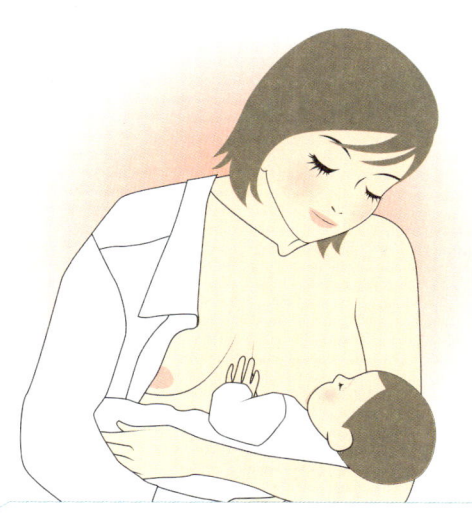

Part 07

임신과 출산,
여성의 인생에서
가장 아름다운 시간의 피부 관리

Golden Rule 30
배 속의 아기를 위해 **준비**하자

여성의 몸은 임신과 출산을 거치면서 많은 변화가 생깁니다. 피부, 보디라인이 급격한 변화를 거치면서 살이 트고 탄력이 떨어지며, 몸매가 두드러지게 흐트러지는 등 인생의 전환점을 맞게 되는 시기입니다. 예로부터 우리는 산후 관리를 어떻게 하느냐에 의해 이후 인생 전체의 건강이 결정된다고 해서 산모의 몸조리에 온갖 정성을 기울였습니다. 건강뿐 아니라 피부도 마찬가지로 임신 기간과 출산 후 적어도 1년을 어떻게 관리하느냐에 따라 젊음과 아름다움을 유지하느냐, 완전히 잃어버리느냐가 결정됩니다.

엄마 몸이 편안해야 해요

아직 직접 볼 수는 없지만 소중한 아기를 위해서 마음을 가다듬고 몸을 정결하게 하며 건강한 환경을 만들어 주는 것이 태교입니다. 좋은 책을 읽고 음악을 듣는 등 정신적인 태교 못지않게 엄마의 몸을 편안하게 만들어 주는 것도 매우 중요합니다. 아프거나 불편한 곳 없이 쾌적하고 상쾌해 기분이 좋아야 하지요. 감기에 걸려서 하루 종일 기침을 한다면 배 속의 아기는 엄마의 기침 때문에 온몸이 조이는 통증을 느끼게 됩니다. 이렇게 아주 작은 통증일지라도 태아는 증폭된 고통을 느끼기 때문에 편안하고 안정된 건강한 환경을 만들어 주는 것이 무엇보다 중요합니다. 다달이 빠른 변화로 힘들고 지쳐 급격히 노화가 진행되며, 여성의 일생에서 가장 중요하고도 아름다운 이 시기를 지혜롭고 현명하게 보낼 수 있는 방법은 무엇일까요?

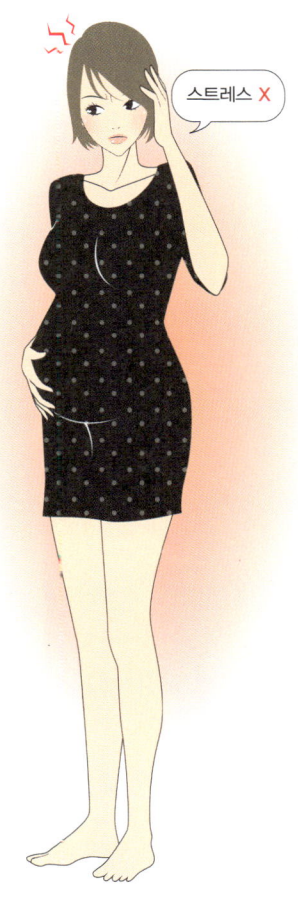

임신부를 위한 피부 관리

임신부의 경우 가장 '안전'한 것으로 '열심히' '꾸준히' '기본적인' 케어를 하는 것이 중요합니다.

① 수분이 부족해지기 쉬우니 수분 제품을 충분히 바릅니다.
② 각질 제거를 잘해야 합니다.
③ 부종 관리는 필수입니다.
④ 자외선 차단제를 반드시 바릅니다.

임신을 하면 호르몬에 의해 몸에 있는 색소가 진해지는 경향이 있습니다. 흐렸던 기미와 주근깨가 진해지고, 유두의 색도 진해집니다. 없던 기미가 생기기도 하니 자외선에 노출되지 않도록 특히 신경을 쓰세요!

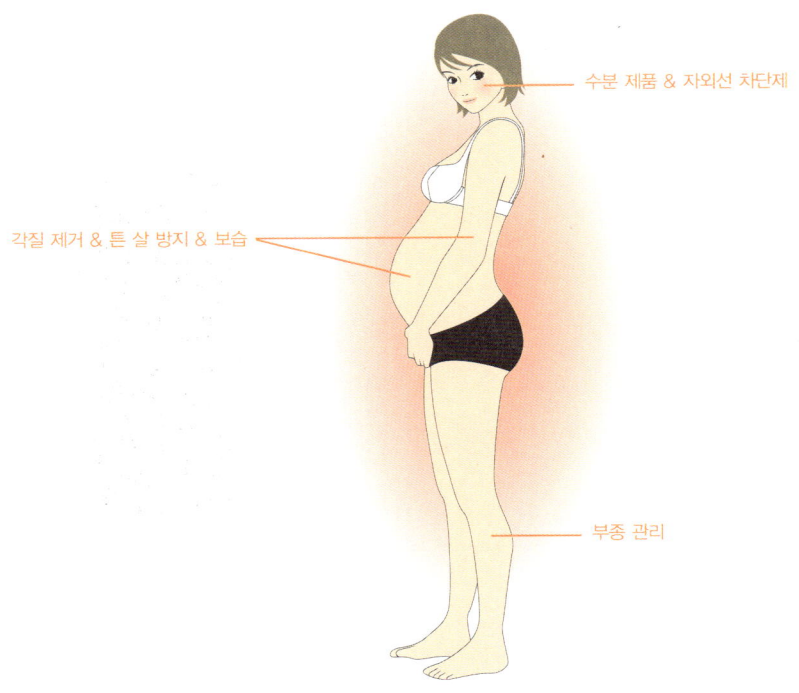

임신하면 화장품을 끊어야 하나요?

화장품 회사에서는 임신을 하면 피부 관리에 더 신경을 써야 한다고 하는 반면, 병원에서는 아예 아무것도 바르지 말라고 합니다. 왜 그럴까요? 임신을 하면 여성은 여성이기 전에 엄마가 됩니다. 일생에서 자신의 몸 안에 두 개의 심장이 뛰는 경이로운 경험은 오직 여성만이 누릴 수 있는 축복입니다. 그러나 그만큼 어려움도 참 많습니다. 엎드려 자는 것이 소원이 되어 버린 소박한 임신부에게 처녀 적의 섹시함은 더 이상 그녀의 이야기가 아닙니다. 오히려 예뻐지려고 케어를 한다고 하면 생각 없는 철부지라는 질책을 받기 십상입니다. 달라진 호르몬으로 인해 예측 불가의 상황에서 임신 전에 발랐던 기능성 화장품을 어떻게 믿고 바를 수 있을까요? 신제품의 후기 쓰기가 취미였던 사람이라도 이제는 안전이 최고입니다. 주름 방지, 기미를 없애는 화이트닝 등의 기능성 화장품들은 다른 일반 화장품들보다 훨씬 고기능 활성 성분들이 첨가되어 있습니다. 피부 투과력이 훨씬 높고 약해진 피부 기능들을 올려 주는 강력한 기능성 화장품의 경우 평소의 일반 피부에는 괜찮지만, 민감하고 예민해진 피부에는 때에 따라 발진이나 염증을 일으킬 수도 있습니다. 임신부들은 참기 힘든 피부 트러블이 생겨도 연고나 먹는 약을 처방 받을 수 없습니다. 의사의 입장에서는 제발 열 달 동안은 긁어 부스럼을 만들 화장품을 발라 생기는 트러블이 없기를 바랍니다. 임신 중에는 비타민 C나 레티놀 등의 고기능 활성 성분의 사용을 자제하는 것이 좋습니다. 실제로 임신 기간에는 여성 호르몬인 에스트로겐의 분비가 높아 초기의 불안정한 시기를 지나면 안색이 탄력 있고 화사한 빛이 가득합니다. 굳이 그 기간에 여러 가지의 기능성 제품을 바르는 것은 필요하지 않을 정도로 피부는 아름답습니다. 단, 후기로 갈수록 부종이 심해 붓는 현상이 많아집니다. 그러나 출산 후에는 호르몬이 다시 급격히 정상을 찾고 출산 후 스트레스와 수유 등으로 급격히 노화가 시작되므로 그때 기능성 화장품의 도움을 받는 것이 좋습니다. 가끔 임신 중 배에 바르는 화장품 때문에 아기의 조산을 걱정하거나, 바스트 제품을 바르고 수유를 할 경우 아기에게 전달될 수도 있는지 문의하는 산모들이 있습니다. 태아가 이미 600여 가지의 화학 물질을 갖고 태어난다면서 이것이 화장품에 의한 것은 아니냐는 물음이 이어집니다. 과연 태아의 몸에 열 달 동안 그 많은 화장품의 방부제와 색소가 축적된 것일까요?

엄마의 몸은 태아가 열 달 동안 먹고, 숨 쉬고, 배설하고 성장하는 생명의 공간입니다. 흡연과 음주, 정크 푸드, 합성 첨가물에 길들여진 입맛은 임신을 계기로 중단하더라도 이미 아기집은 안전하지 않은 상태입니다. 피부의 여러 층을 통과하고 무성한 콜라겐을 지나 복부 지방과 복부 근육, 자궁 막을 뚫고 양수를 헤엄쳐 아기에게 전달되는 화장품의 성분보다는 혈관을 통해 직접 전달되는 그 많은 화학 물질과 공해 물질을 걱정하는 편이 훨씬 논리적이지 않을까요?

Golden Rule 31
임신 초기~5개월

각질 케어하기

임신 후 5개월까지는 호르몬에 적응하느라 신체, 심리, 피부 모두 매우 불안정합니다. 경험해 보지 못했던 입덧으로 몸과 마음이 힘들고, 사춘기 때도 나지 않던 여드름이 나기도 하고, 온몸은 건조하고 각질이 많이 일어나 머리카락이 들어 있는 듯 간질간질하지요. 임신을 하면 아기에게 전달되는 혈액의 양이 많아져 피부의 탈수 현상이 심해지는데 얼굴보다 피지의 분비가 적은 보디 피부는 더욱 건조하고 땅겨 불편합니다. 겨울철에는 그 정도가 더 심한데 모든 피부가 그렇듯이 땅기고 건조한 피부는 노화가 빨리 되지요. 이럴 때일수록 부드럽고 자극이 없는 스크럽으로 피부 결을 매끄럽게 정돈하고 모이스처 제품을 듬뿍 발라 주세요. 살이 급격하게 붙는 엉덩이, 바스트, 배에는 원을 그리면서 스크럽 하고, 특히 등 부위에 스크럽을 할 때는 릴랙싱에 도움이 되어 숙면을 취할 수 있습니다.

일상생활 속 좋은 습관 4가지

1. 무릎 굽혀 물건 들기

무언가를 집어 들 때는 허리를 구부리지 말고 무릎을 굽혀 조심스럽게 서서히 들고 일어나세요.

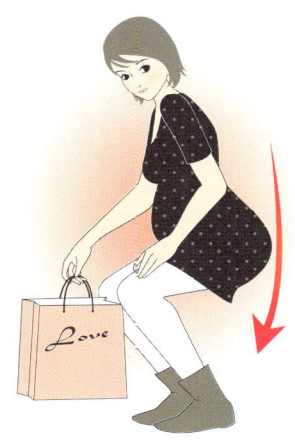

2. 충분한 수면 취하기

충분한 수면이 필요합니다. 낮에도 간간이 휴식을 취하세요. 누울 때는 다리 사이에 베개나 쿠션을 끼고, 일어날 때는 갑자기 일어나지 말고 천천히 주의를 기울여 일어나세요.

3. 스트레칭은 자제하기

배에 무리한 힘을 가하여 태아에게 자극이 되는 스트레칭은 좋지 않습니다.

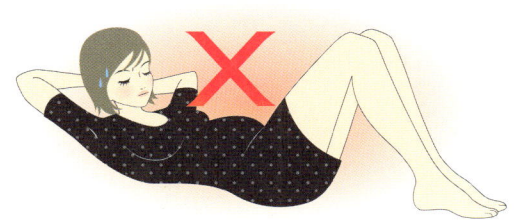

4. 앉고 일어날 때도 주의하기

앉았다가 일어날 때는 몸을 옆으로 조심스럽게 돌려 손바닥을 짚고 배에 무리한 힘이 들어가지 않도록 주의합니다.

살이 트지 않도록 예방하기

임신을 하면 살이 트는 부위가 생기는데, 이를 임신선이라고 합니다. 살이 많이 찌는 바스트부터 배, 엉덩이, 허벅지에 특히 많이 생깁니다. 임신선은 유전적인 요인이 크고 평소에 피부 탄력이 좋지 않은 사람, 임신기에 살이 많이 찐 사람, 노산인 경우에 많이 생깁니다. 이런 사람들은 임신을 계획하면서 피부 탄력을 위해 미리 케어를 해두는 것이 좋습니다. 살이 트는 것을 예방하기 위해서는 무엇보다 보습이 중요합니다. 건조한 피부일수록 트기 쉬우므로 최소한 3개월부터는 오일이나 크림을 발라 바스트부터 배, 허벅지, 엉덩이를 부드럽게 마사지해 주세요.

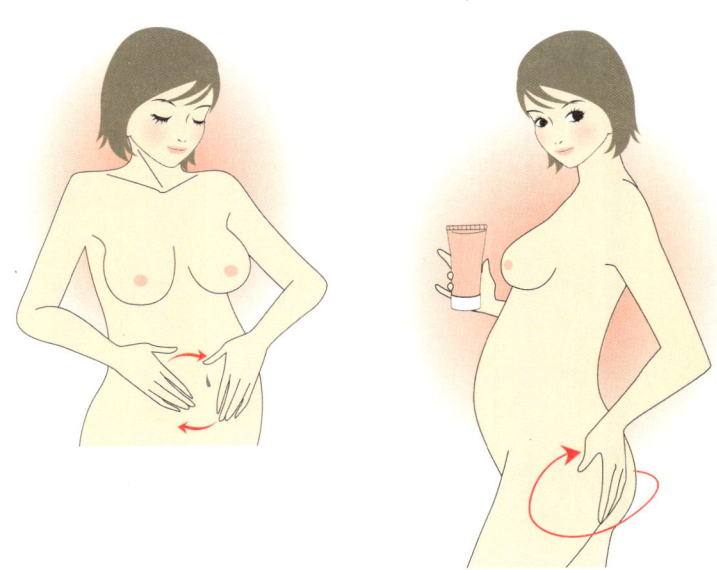

Skincare tip

아기에겐 따뜻함을 엄마에겐 탄력을 주는 아빠의 오일 마사지

퇴근 후 집에 돌아와 하루 종일 함께하지 못했던 아빠의 따뜻한 음성을 들려주기 위해 동화책을 읽어 주는 태담을 나누는 아빠들이 많이 있습니다. 이왕이면 엄마의 배에 아빠의 체온으로 덥힌 오일을 시계 방향으로 부드럽게 원을 그리며 마사지하면서 책을 읽어 주세요. 탄력 오일은 늘어난 엄마 배의 피부에 보습을 주고 탄력을 강화하여 뱃살이 트지 않게 합니다. 또한 마사지하는 오일은 아빠의 체온을 더욱 따뜻하게 뱃속의 아가에게 전달하여 자상한 목소리를 더욱 따스하게 만들어 줍니다. 아빠의 작은 노력이 엄마와 아기를 더욱 편안하게 하고 단단한 피부를 만들어 줍니다.

살은 왜 트는 걸까?

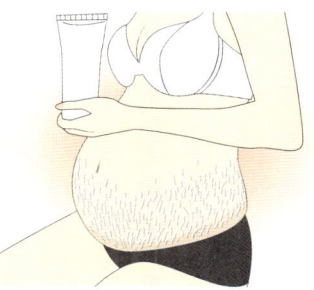

살이 트는 것은 피부 표면의 문제가 아니라 피부의 진피층에 조직 손상이 일어나 생긴 흉터로 일단 생기면 없애기가 힘듭니다. 성장기에 갑자기 키가 크고 덩치가 커지면서 허벅지나 엉덩이, 종아리에 많이 생기고, 임신기에는 부신 피질 호르몬의 증가로 콜라겐과 엘라스틴을 손상시키면서 급격히 팽창하는 배, 가슴, 엉덩이, 허벅지, 종아리의 피부 조직에 염증을 일으킵니다. 임신 중기부터 체중이 늘면서 시작되어 가려움과 불편함을 호소하는데, 그때는 이미 흉터가 피부 깊숙이 자리 잡은 상태이기 때문에 출산 후 탄력이 떨어진 피부 위로 선명히 보이기 시작합니다.

살이 트는 것은 보습과 탄력 케어로 철저히 예방하는 것이 최선의 방법입니다. 살이 트기 시작하는 초기에는 붉은색을 띠다가 은색으로 변하고, 만져 보면 움푹 파인 느낌이 들어요. 일단 살이 터 흔적이 생겼다면 은빛으로 변하기 전에 스크럽으로 피부 재생을 자극하고 오일과 크림 등으로 탄력 케어를 하세요. 출산 후 한 달 정도부터는 보다 적극적인 치료도 가능한데, 조기에 치료해서 없애는 것이 바람직합니다. 아기 유모차 사기도 빠듯한데 보이지도 않는 배를 케어할 여유가 없다고요? 아기는 겨우 몇 년 타고 다닐 유모차보다 젊고 아름다운 몸매를 가진 엄마를 훨씬 더 자랑스러워할 것입니다.

Golden Rule 32
임신 6개월~10개월

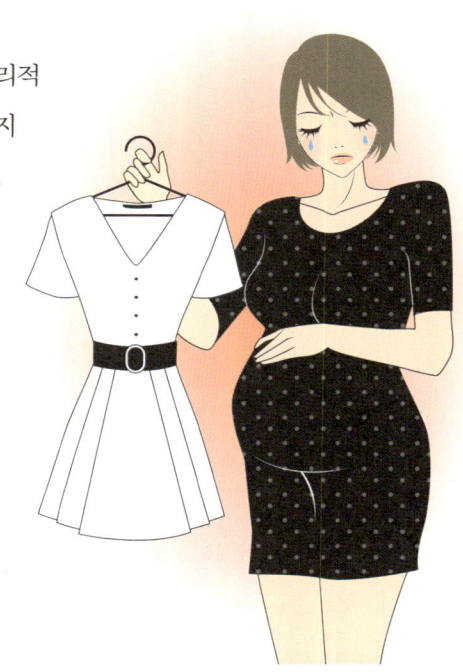

호르몬이 안정되면서 입덧도 진정되고 심리적인 상태와 피부의 트러블도 한결 나아졌지만 체중이 많이 늘어 살이 트기 시작하고 부종도 심해 얼굴도 몸매도 마음에 들지 않습니다. 밤마다 다리에 쥐가 나고, 부푼 배와 잦은 소변으로 잠을 잘 자지 못하며 숨도 많이 차 출산의 걱정이 커지는 시기입니다.

Skincare tip
임신 말기 여성들의 최대 걱정 3가지
① 건강하고 정상적인 아기가 태어나야 할 텐데…….
② 아기를 낳을 때 많이 아프다는데 잘할 수 있을까?
③ 이 살을 다 빼고 다시 예전의 옷을 입을 수 있을까?

살이 트는 것을 적극적으로 방지하는 케어

보습과 탄력 케어를 충분히 해주세요. 바스트와 배를 중심으로 스크럽과 마사지를 해 최대한 피부 탄력을 유지할 수 있도록 하고, 더 이상 살이 트지 않도록 케어하세요. 엉덩이와 배를 지그재그로 마사지한 후 살짝 꼬집어 자극합니다.

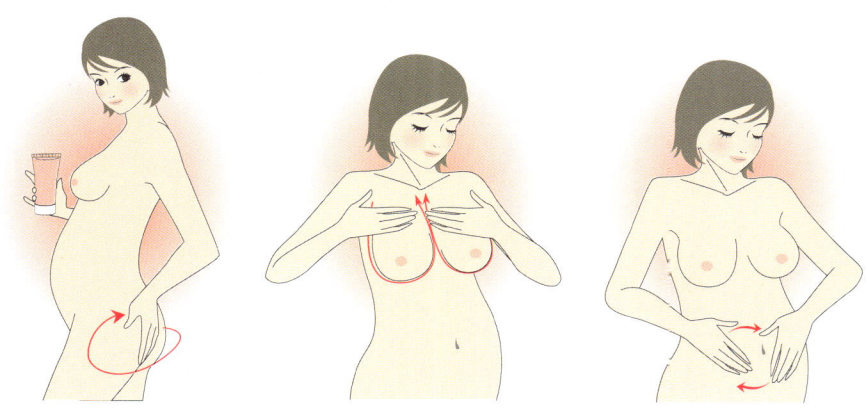

부종 케어

짠 음식을 자제하고 영양의 균형을 유지하세요.

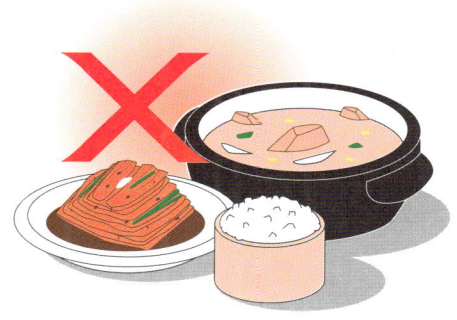

발과 다리에 부종이 많이 생기고 혈액 순환이 원활하지 않으므로 마사지를 해서 혈액 순환을 촉진시키고, 잠을 잘 때는 다리를 쿠션에 올려놓고 자도록 하세요.

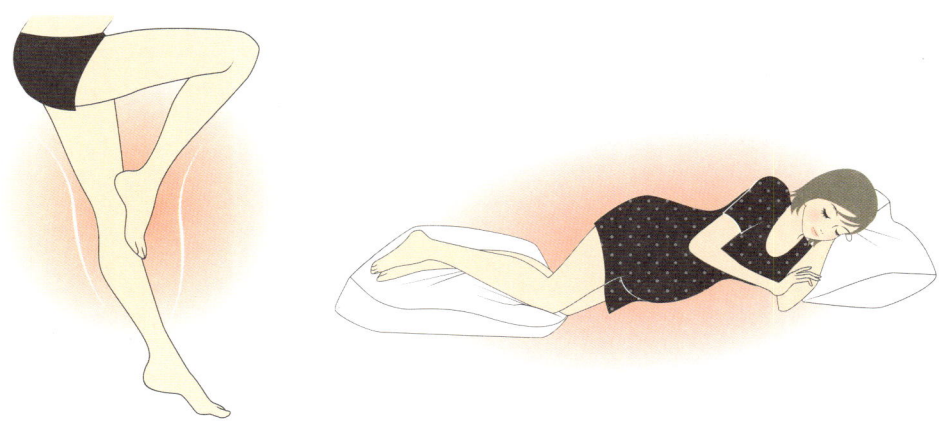

발바닥의 움푹 들어간 부위를 꾹꾹 눌러 주세요. 혈액 순환을 촉진시키고 임신 말기에 지치고 힘든 발을 편안하게 해줍니다.

[Beauty Column]

아기가 먹고 싶어 한다고요?

산모가 섭취하는 영양분 중 20% 정도만 아기에게 가고 나머지 80%는 산모의 몸에 남는다는 사실을 명심하세요! 아기가 먹고 싶어 한다는 핑계로 많이 먹으면 출산 후 늘어난 몸무게를 빼느라 뼈저린 후회를 하게 됩니다! 임신 말기로 갈수록 호르몬의 영향으로 단것이 많이 당기지만 달콤한 케이크나 아이스크림이 먹고 싶다고 해도 아기가 먹고 싶은 것이 아니라 내 호르몬의 유혹이니 단호하게 거절하세요!

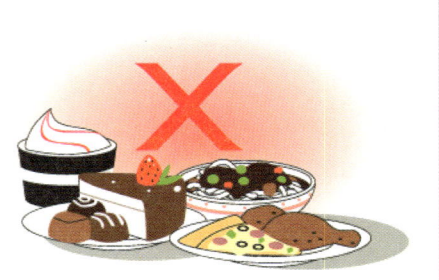

일상생활 속 좋은 습관 3가지

1. 물을 많이 마실 것

혈액 순환이 잘되지 않아 다리에 정맥류가 생기고 항문에도 정맥이 울혈하여 치질이 생기기 쉽습니다. 차와 커피, 술과 담배는 치질을 악화시키는데, 특히 차와 커피는 칼슘의 흡수를 방해하니 삼가고 대신 물을 많이 마시도록 하세요. 매일 2리터 이상의 물을 마시면 몸의 신진대사에 도움이 되고 체내 노폐물 배출과 함께 체중이 늘지 않게 도와주는 일석 삼조의 기능을 합니다!

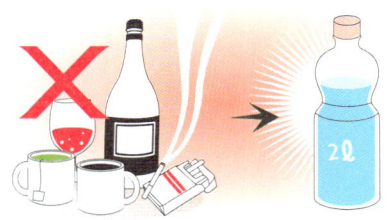

2. 시원한 물로 샤워할 것

보디의 탄력과 혈액 순환을 위해서 18~24℃의 시원한 물로 샤워하세요. 발끝에서 허벅지 방향으로 샤워하며 마사지합니다.

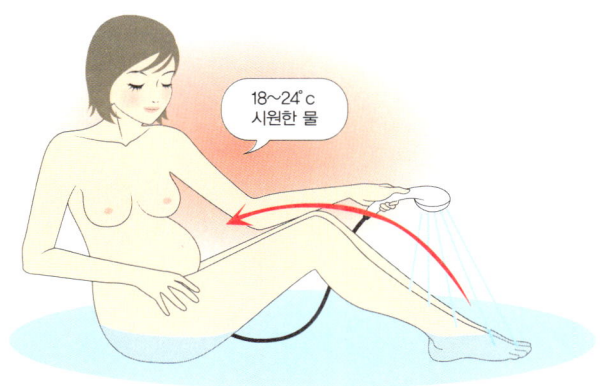

3. 매일 가벼운 산책을 즐길 것

하루에 30분 이상 가벼운 산책을 하면 아기에게 산소가 50% 이상 더 전달됩니다.

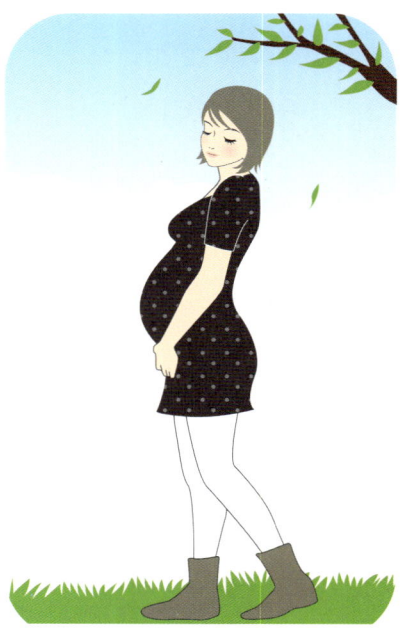

Golden Rule 33
출산 후

산후 조리, 정말 중요한 건 이제부터!

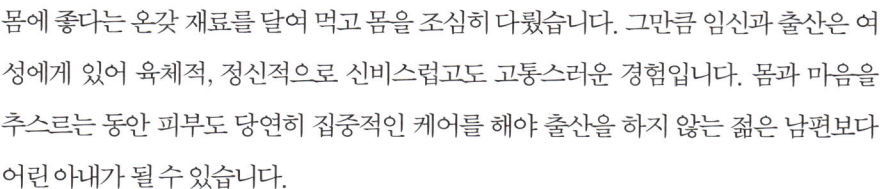

아기를 낳은 후 몸조리를 어떻게 하느냐에 따라 이후의 건강이 결정된다고 합니다. 예로부터 산모는 산후 조리를 통해 기존에 있던 병까지 말끔히 없애고 더 건강한 삶을 시작할 수 있다는 믿음을 가졌죠. 그래서 잉어, 흑염소, 호박 등 몸에 좋다는 온갖 재료를 달여 먹고 몸을 조심히 다뤘습니다. 그만큼 임신과 출산은 여성에게 있어 육체적, 정신적으로 신비스럽고도 고통스러운 경험입니다. 몸과 마음을 추스르는 동안 피부도 당연히 집중적인 케어를 해야 출산을 하지 않은 젊은 남편보다 어린 아내가 될 수 있습니다.

아기 탄생의 행복감도 잠깐, 아기를 돌보느라 지치고 힘든 시간이 이어집니다. 호르몬이 다시 정상으로 돌아오기까지는 심리적, 정신적, 육체적으로 안정되고 편안한 시간이 필요합니다. 급격히 불어난 체중은 개인 차가 있지만 쉽게 빠지지 않습니다. 온몸의 뼈와 장기가 다시 자리를 잡는다는 안정기와 수유기를 거치는 동안 고단백, 저칼로리의 음식과 적절한 운동을 통해 탄력 있고 날씬한 피부를 되찾도록 노력하세요.

늘어진 뱃살 없애기

아기를 출산하면 감쪽같이 사라질 것이라고 믿었던 뱃살이 생각보다 빠지지 않아 좌절감마저 느끼게 됩니다. 하루빨리 탄력 있던 예전의 배로 원상복귀하려면 누워서 몸조리를 하는 동안에도 틈틈이 마사지를 하세요. 마사지를 할 때는 치골부터 바스트까지 탄력 오일이나 크림을 발라 원을 그리듯이 문지릅니다.

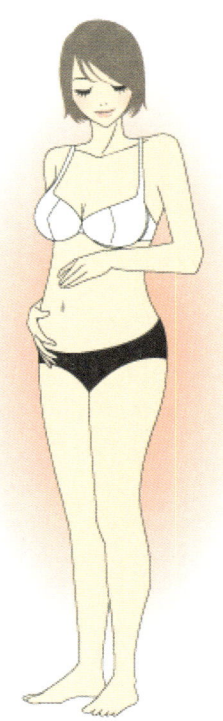

Skincare tip

임산부의 배는 고무풍선 배

고무풍선처럼 크게 부풀어 올랐던 배가 다시 작아지면서 배의 피부와 복근은 완전히 힘을 잃고 급격하게 탄력이 떨어집니다. 살을 빼는 것에 비하면 피부의 탄력을 다시 불어넣는 것은 거의 불가능에 가깝습니다. 탄력 회복을 위한 스크럽을 꾸준히 해서 피부 재생을 부스트하고, 스크럽을 통한 물리적인 자극이 피부의 미세 순환을 촉진시켜 피부 밑의 복근을 강화하고 늘어진 피부와 근육 사이에 지방이 자리 잡지 못하게 합니다. 두 번째 임신은 첫 번째보다 배도 일찍 부르고 더 큰 편입니다. 한 번 불었던 고무풍선을 다시 불면 쉽게 부푸는데 그것은 그만큼 탄성이 떨어졌다는 증거입니다. 안타깝지만 임신을 하면 단단했던 복근이 풍선을 불듯이 늘어납니다. 늘어난 배의 근육과 피부는 열 달 후 탄성을 잃은 고무풍선처럼 늘어져 다시 회복하기 힘드니 꾸준한 케어가 필요합니다.

일주일에 두 번 각질 제거하기

각질 제거는 피부 표면에 붙어 있는 죽은 각질을 없애기도 하지만, 더욱 중요한 기능은 바로 새로운 피부 세포를 만들도록 자극하는 것입니다. 출산 후 피부는 급속히 그 기능이 저하됩니다. 지쳐서 자꾸 잠이 들고 싶어 하는 기저층의 세포들을 살짝살짝 흔들어 깨워 주세요. 잠이 들어 혼수상태인 세포에게는 어떤 활성 성분도 효과를 발휘하지 못합니다.

슬리밍 케어

아기를 낳은 후 늘어난 배는 비록 시간이 오래 걸려도 어느 정도 들어가지만, 특히 빠지지 않는 부위가 허벅지, 엉덩이입니다. 셀룰라이트는 먹지 않고 운동한다고 해도 쉽게 빠지지 않는 부위이기 때문에 특별한 관리가 필요합니다. 지방 조직이 급격하게 늘면서 딱딱한 덩어리로 형성되어 깨지기 힘든 것이 셀룰라이트의 특성이니 슬리밍 젤을 바른 후 허벅지에 힘을 준 상태에서 주먹을 꽉 쥐고 허벅지부터 엉덩이까지 쓸어 올려 주세요.

탄력, 리프팅 케어

수시로 아기의 기저귀를 갈아 주고 두세 시간 간격으로 수유를 하고 아기를 달래고 재우는 시간 속에서 엄마의 피부는 빠르게 나이가 들어갑니다. 더구나 임신 기간 동안에

크림 하나 바르지 않고 팩도 하지 않으면서 에스트로겐으로 버텼는데 출산을 하고 나면 호르몬이 감소되어 다크서클은 진하게 내려오고, 칙칙한 안색과 함께 주름이 더욱 깊어집니다. 출산 후에는 안색을 밝게 해주는 화이트닝 케어와 주름을 방지하는 레티놀을 매일매일 발라 다시 활력과 탄력을 찾도록 해야 합니다. 또한 인텐시브 위클리 케어로 탄력 팩과 수분 팩을 일주일에 두 번씩 꼬박꼬박 하도록 하세요.

안티에이징 케어

여성은 임신과 출산을 겪으며 엄마가 되는 행복을 맛보지만 한편으로는 급격하게 노화가 진행됨을 느낍니다. 피부 탄력이 떨어지고 잡티나 기미도 많이 생기죠. 스크럽으로 피부 재생을 촉진시키고 안티에이징 세럼이나 크림을 자주 발라 주는 것이 좋습니다.

Skincare tip

임산부를 위한 제품
바디스크럽, 튼 살 방지 오일이나 크림, 바스트 탄력 로션과 크림

바스트 케어

임신, 출산, 수유를 통해 여성의 몸에서 가장 크게 변형되고 망가지는 곳이 바스트입니다. 일 년 동안 A컵이 B컵이 되었다가 다시 A컵이 되는 경험을 하는 때는 이때밖에 없지요. 사이즈만 변하는 것이 아니라 젖몸살을 앓고 수유까지 하고 나면 바스트의 자부심은 처진 탄력만큼 바닥으로 뚝 떨어집니다. 임신 기간과 수유기 동안의 바스트 케어가 나머지 일생 동안 바스트의 젊음과 아름다움 유지에 큰 영향을 미치니 뒤늦게 후회하지 말고 최대한 집중 공략하도록 합시다.

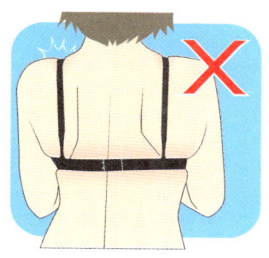
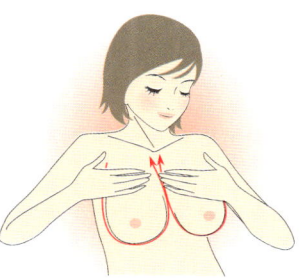
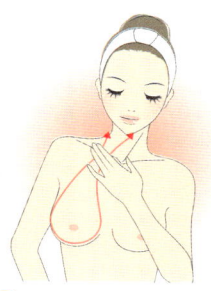

1 임신 기간 동안 바스트 사이즈가 늘어나므로 적당한 브래지어로 자주 바꾸어 조이지 않게 합니다.

2 살이 트지 않도록 오일이나 크림을 바르고 마사지합니다.

3 임신기에는 유선이 발달하면서 유방통이 생길 수 있으니 부드럽게 마사지한 후 찬 수건으로 진정시킵니다.

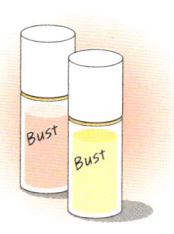
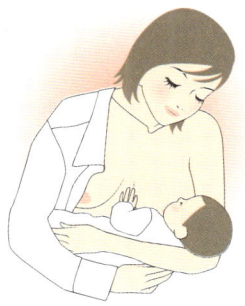
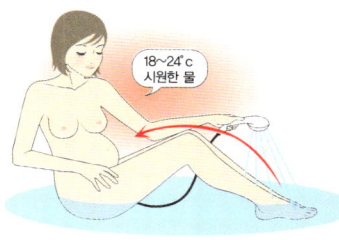

4 바스트에 영양과 보습을 주고 탄력을 유지시키는 바스트 로션을 바릅니다. 또 출산 후 수유를 하면서도 바스트 젤을 발라 처지지 않게 관리합니다.

5 출산 후 모유 수유는 열량의 소모를 도와 슬리밍에 큰 효과가 있습니다.

6 뜨거운 물로 샤워하면 바스트가 늘어지기 쉬우니, 시원한 물로 샤워하여 탄력을 유지시킵니다.

남성의 피부는 두꺼운 표피층과 충분한 피지 분비, 풍부한 콜라겐으로 이루어져 여성에 비해 노화가 더딘 편입니다. 하지만 그것만 믿고 방심하면 세월의 흐름에 장사가 없다는 말을 곧 실감하게 됩니다. 일생 동안 면도를 하는 데만도 3,500시간을 보내고, 흡연과 음주로 지칠 대로 지쳐 있는 내 남자의 피부를 케어해 주세요. Part 08에서는 '내 남자의 피부 고민'을 3가지 타입으로 정리했습니다. 자, 이제 마지막으로 클렌징과 팩, 자외선 차단제, 올바른 셰이빙 방법을 이용한 '내 남자 동안 피부 만들기 프로젝트'를 시작해 볼게요.

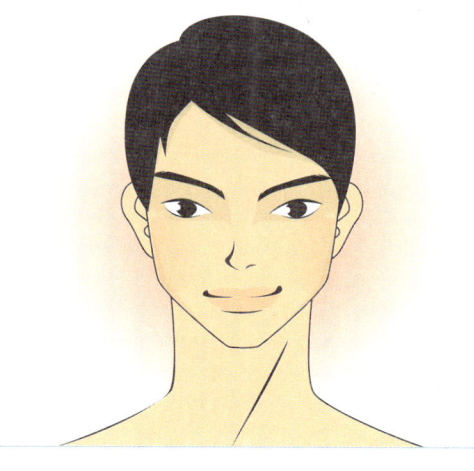

Part 08

내 남자 동안(童顔) 피부 만들기

Golden Rule 34
남자의 피부도 시간을 잡지는 못한다

누구도 '노화'를 피할 순 없어요

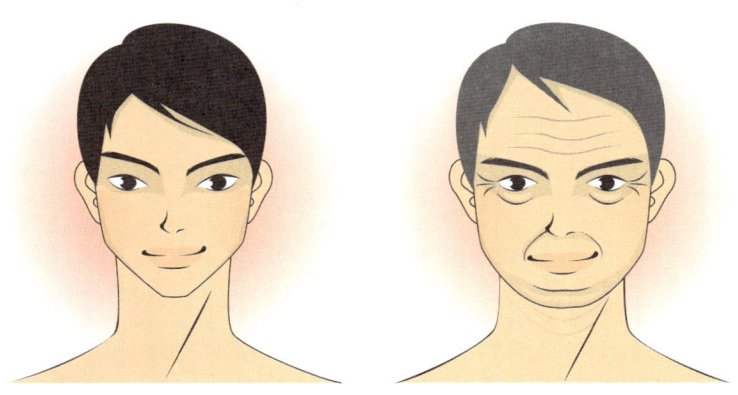

30대에 초등학교 동창 모임을 나가 보면 동갑내기래도 남자들에 비해 여자들이 훨씬 나이 들어 보입니다. 시든 백합꽃이라는 둥, 만나지 말아야겠다는 둥 남자 친구들의 짓궂은 농담으로 치부해 버리기에는 사실 여성들이 훨씬 주름도 많고 노화도 상당히 진행되어 있습니다. 왜 그럴까요? 남성의 피부는 여성의 피부에 비해 훨씬 두껍고 피지가 많습니다. 남성의 경우 이 같은 피부 특징으로 인해 사춘기 때는 여드름이 많이 나지만, 나이가 들면서 외부 환경으로부터 보호가 잘되기 때문에 건성 피부보다 노화가 더딥니다. 어렸을 때 여드름 박사였던 친구가 중년이 되어 뽀얀 피부로 변신하고, 당시 부러움을 샀던 건성 피부의 친구보다 주름도 없고 탱글탱글하게 젊어 보이는 것이 그러한 이유입니다. 또한 남성의 피부는 여성보다 콜라겐이 풍부하고 두꺼운 표피층과 피지의 충분한 분비로 30대에도 잔주름이 거의 생기지 않습니다.

20대 초반부터 각종 화장품으로 화장대를 가득 채우고 피부 가꾸기에 열심인 여성들에 비해 남성들은 세수도 하루에 간신히 한 번 할까 말까 하는데도 노화가 더디다니 불공평해 보이지만, 이런 남성들의 운 좋은 피부도 '노화'를 피할 수는 없습니다. 오히려 40대가 되면 여성들보다 더 혹독하게 노화 현상이 나타나기 시작합니다. 별다른 관리를 안 해도 쉽게 노화가 되지 않던 남성 피부래도 세월 앞에서는 장사가 없는 것이지요. 선천적으로 타고난 피부 미인도 세월 앞에서는 노력하는 미인을 따라잡을 수 없습니다. 예방이 최선의 방법임은 아무리 강조해도 지나치지 않아요. 건강과 뷰티는 망가지기 전에 미리미리 지킵시다!

내 남자를 위한 스킨케어 8가지

① 내 남자의 피부 고민은? – 피부 고민과 피부 타입 파악하기
② 순하고 부드러운 클렌징하기 – 기본 중의 기본, 데일리 케어
③ 일주일에 한 번 딥 클렌징 하기 – 모공 안의 피지와 각질 제거
④ 수분 제품 바르기 – 매트하지만 촉촉한 수분 제품 바르기
⑤ 올바른 방법으로 면도하기 – 부드러운 셰이빙 폼과 애프터 셰이브
⑥ 눈 밑의 Bag 관리하기 – 아이 제품 꼼꼼히 바르기
⑦ 자외선 차단제 바르기 – 오일 프리의 산뜻한 제품
⑧ 팩과 보습제로 민감성 피부 관리하기

Golden Rule 35
성격은 둥글둥글한데, **피부는 민감한** 남자의 고민

클렌징 제품 다시 보기

혹시 내 남자가 민감한 피부를 가지고 있으면서도 아무 비누나 써서 씻고 있지는 않은지 그의 욕실을 점검하세요. 여드름이 나는 피부인데 빨랫비누에 가까운 비누로 얼굴을 닦아 내고 있는 것은 아닌지, 번들거리는 개기름을 혐오해 피부가 찢어질 듯 땅기는 강알칼리 세안제를 사용하고 있지는 않은지 체크하세요. 또한 감염을 막기 위해 자주 교체해야 하는 면도날이 한 달 이상 그대로 꽂혀 있지는 않은지도 확인해야 합니다. 지치고 힘든 피부에는 수돗물도 자극이 될 수 있으니 달래듯이 살살 씻어 주세요. 식물성 계면 활성제가 들어 있는 클렌징을 골라 아기를 씻기듯 부드럽게 클렌징합니다. '이 정도로 더러운 피지와 각질이 닦일까?' 하는 의문이 생기겠지만, 바로 그것이 피부에는 자극을 주지 않고 효과가 좋은 클렌징 제품을 선택해야 하는 이유입니다.

민감성 팩 하기

사람이나 피부나 화가 많이 났다면 일단 달래야 합니다. 민감성용 팩이나 집에서 쉽게 구할 수 있는 알로에, 오이로 진정 팩을 하세요.

보습제 충분히 바르기

민감해진 피부는 각질이 많이 올라오고 보호막이 부실한 상태라 건조합니다. 병에 걸린 사람에게 약을 주는 것만큼 중요한 일은 면역이 약해진 몸에 다른 질병이 침투하지 않도록 보호하는 것입니다. 보습막으로 피부를 보호하여 무방비 상태인 피부가 더 심각해지지 않도록 해주세요.

자외선 차단제 바르기

민감한 피부가 정상적인 피부가 되기 위해서는 첫째도 둘째도 보호입니다. 외부에서 오는 유해한 자극으로부터 보호를 하기 위해서는 너무 차가운 물에 세안하는 것도 피하고, 보습제와 자외선 차단제를 반드시 발라 바람이나 자외선으로부터 보호를 해 주어야 합니다. 민감한 피부는 외부의 작은 자극에도 즉시 반응을 일으켜 발진이나 홍반을 유발할 수 있으니까요. 이때 오일이 함유되지 않은 비교적 매트하고 산뜻한 오일프리의 자외선 차단제를 선택하고 알레르기를 유발하는 성분의 차단제는 피하세요.

딥 클렌징 하기

일주일이나 열흘에 한 번 스크럽을 하여 모공 안에 끼어 있는 단단하고 큰 피지 덩어리와 각질을 제거합니다. 스크럽의 알갱이는 작다고 좋은 것이 아니라, 잘 깎여서 피부에 자극을 주지 않는 것으로 선택하세요. 아무리 잘 깎인 스크럽 알갱이라도 과도한 클렌징은 거친 모래알처럼 피부를 상하게 할 수 있습니다. 우선 물로 피부를 충분히 적시고 눈가를 피해 부드럽게 원을 그리듯이 살살 문질러 주세요.

Golden Rule 36
마음은 비단결인데, 수염이 까칠한 남자의 고민

미세한 거품과 땅김이 없는 셰이빙 폼 고르기

남성들에게 사춘기 이후 평생의 과업은 바로 셰이빙입니다. 사춘기 소년들은 수염이 나기 시작하면 어른이 되었다는 증거로 인식해 은근히 어깨에 힘을 주지만, 나이가 들수록 수염 관리를 어떻게 하느냐에 따라 초췌하고 지저분한 인상을 주기도 합니다. 물론 남성미를 과시하면서 멋있게 수염을 기르는 남성에게는 예외겠지만, 그렇게 멋지게 수염을 다듬으려면 헤어스타일만큼이나 공을 들여야 하지요. 셰이빙은 아침에 세수나 샤워를 해 수염과 얼굴 피부에 물이 충분히 흡수되어 부드러워진 상태에서 시작하세요. 셰이빙 폼은 미세하고 부드러운 거품이 나야 상처가 생기지 않고, 물로 닦은 후에는 땅김과 화끈거림이 없어야 합니다.

> **Beauty Column**
>
> 내 남자의 면도 시간, 평생 얼마나 될까?
>
> 정답은 3,500시간입니다. 잠도 안 자고, 먹지도 않고 오로지 면도만 한다면 일생 동안 밤낮으로 145일, 무려 5개월간 면도를 하면서 시간을 보내야 합니다. 그러니 아침마다 무기를 들고 얼굴을 긁어 대며 때론 피까지 보는 딱한 내 남자의 가엾은 피부를 부드럽게 달래 주세요.

애프터 셰이브 바르기

셰이빙 후에 화끈거림을 진정시키고 상쾌함을 주는 것이 애프터 셰이브입니다. 셰이빙 직후 손에 덜어 얼굴을 부드럽게 쓸면서 바르는데, 알코올 성분이 너무 많이 들어 있거나 강한 향이 나는 제품은 피합니다. 애프터 셰이브에는 피부를 보호하는 기능이 없으므로 곧바로 모이스처 라이징을 발라 주세요.

딥 클렌징 잘하기

피부 표면의 수염뿌리에 쌓인 각질은 털을 뻣뻣하게 하기 때문에 피지와 각질이 많은 모공에서 자란 털은 뻣뻣하고 단단한 형태입니다. 각질이 많은 남자의 피부와 털은 매우 거칠어서 셰이빙을 하기 어렵고, 그렇다 보니 면도를 할 때 베이기 쉬워요. 피부와 수염을 부드럽게 유지하기 위한 기본 케어는 각질 제거이며, 각질을 제거하려면 데일리 케어와 부드러운 딥 클렌징을 꾸준히 해야 합니다. 딥 클렌징은 일주일에 한 번 또는 열흘에 한 번 정도가 적당해요. 때를 밀듯이 빡빡 문지르지 말고 표면 위만 가볍게 쓸어 낸다는 느낌으로 작은 원을 그리며 각질 케어를 하고, 미지근한 물로 가볍게 씻어 내면 끝입니다.

Skincare tip

여드름은 절대 손으로 짜지 마세요!

화농성 여드름이나 뾰루지를 절대 손으로 짜지 마세요. 이런 염증을 짜면 상처가 덧나서 깊은 흉터가 되고, 모공이 넓어져 분화구처럼 변합니다. 굳이 짜야 한다면 뜨거운 수건으로 찜질을 하여 모공을 자연스럽게 연 후 소독한 바늘로 전문가가 짜야 합니다.

Golden Rule 37
마음은 10대인데, 피부는 **50대인** 남자의 고민

늘 피곤해 보이는 남자

남성 피부의 노화는 그야말로 혹독하고 급격하게 진행됩니다. 음주, 흡연 등 그다지 건강하지 않은 라이프스타일까지 가지고 있다면 더욱 가속화되죠. 가장 먼저 나타나는 증상은 안색이 어두워져 까칠하고 피곤해 보이는 것입니다. 두꺼운 피부층 때문에 여성보다 노화가 늦게 시작되지만, 한편으로 두꺼운 피부는 더 많은 에너지를 필요로 한다는 방증입니다. 과로와 피로 누적은 신체의 표면인 피부가 인디케이터로 축 처지거나, 좀비 같은 다크서클, 눈 아래쪽에 불룩하게 튀어나온 아이 백, 시꺼먼 안색 등을 유발합니다. 이런 증상이 나타난다면 휴식을 취하면서 에너지를 충전해야 합니다.

피부 관리는 꾸준히 하는 것이 왕도입니다. 제아무리 좋은 제품이라도 규칙적으로 꾸준히 바르지 않으면 한꺼번에 듬뿍 바른다고 해서 그 효과가 나타나지는 않습니다. 부족한 에너지의 정도가 개인마다 다르듯이 무엇을 얼마나 채워 줘야 하는지는 피부가 사인을 보내요. "목이 말라요. 물을 채워 주세요." "피곤하니 쉬어야 해요." 이렇게 우리 몸은 자신의 상태를 알리는 사인을 보내는데 이를 듣지 못하거나 무시한다면 나중에 그 고생은 눈덩이처럼 커집니다. 화장품보다 더 효과적인 것은 충분하고 쾌적한 수면, 영양이 풍부한 질 좋은 음식입니다.

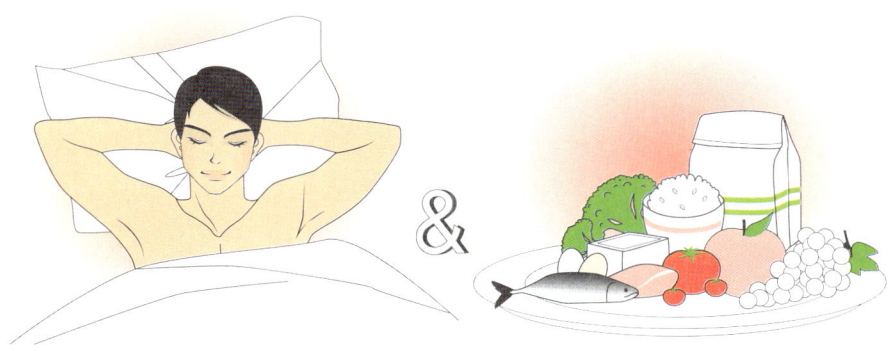

눈 밑의 bag

남성들은 노화가 되면서 눈 밑에 bag을 많이 달고 다닙니다. 무관심과 방심도 문제지만 과로, 음주, 흡연은 눈 밑의 미세 순환을 떨어뜨리기 때문에 심각한 원인이 됩니다. 혈액 순환을 촉진하고 부기를 방지해서 눈 밑에 부종이 차지 않도록 배출을 돕는 성분이 들어간 아이 제품을 골라 아침, 저녁으로 꾸준히 발라 주세요. 눈 밑에 값비싼 하얀 크림을 바르자니 좀 아깝다거나, 남자가 눈까지 케어하는 것이 좀스럽다고 생각할 필요는 전혀 없습니다. 다른 사람에게 멋진 초콜릿 복근을 내보일 일은 별로 없지만, 밝고 건강한 젊은 눈매는 매일매일 보여 줘야 하니까요. 안 그러면 남자는 첫아이의 유치원 입학식 때 주글주글 주름진 얼굴에 거대한 아이 백을 달고 할아버지처럼 서 있는 자신을 보게 될지도 모른다는 사실을 기억해야 합니다.

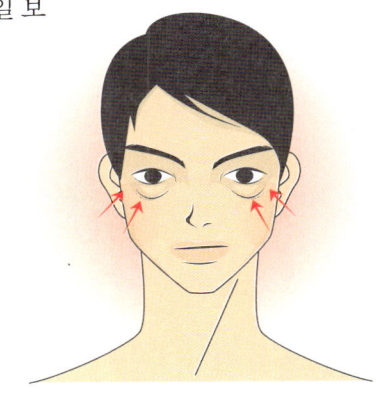

탄력 에센스와 팩 하기

지친 피곤의 흔적이 얼굴에 보인다는 것은 이미 노화가 진행되고 있다는 사인입니다. 젊은 피부는 여러 날의 밤을 새워도 그 복구가 매우 빠른데, 피곤의 흔적이 빨리 사라지지 않는다는 것은 회복의 에너지가 없다는 것입니다. 남성의 피부는 여성의 피부보다 20% 정도 세포가 많습니다. 즉, 더 많은 에너지를 필요로 한다는 의미이죠. 따라서 주름이 생기지 않게 하고 탄력을 주어 밝고 생생한 안색을 만들어 주어야 합니다. 깨끗하게 세안한 얼굴에 토닝 로션으로 한 번 더 닦아 낸 후 탄력과 에너지를 주는 안티에이징 에센스를 얼굴의 중앙에서 귀 쪽으로 부드럽게 눌러 흡수시킵니다. 남성들은 오일 제품을 매우 싫어하는 경향이 있어요. 하지만 밤에는 피부가 필요로 하는 식물성 오일 같은 가볍고 흡수가 빠른 오일을 함께 발라 주는 것도 필요합니다. 또한 그 위에 일주일에 한 번이라도 탄력 팩을 두껍게 발라 10분 후 가볍게 세안하세요.

자외선 차단제 바르기

얼마 전 한 TV 프로그램에서 자외선 차단제를 바른 피부와 바르지 않은 피부는 무려 15세의 차이가 난다고 해서 화제가 되었습니다. 개인적인 차이가 있으니 정확히 15세라고 말할 수는 없지만, 피부 노화의 주범이 자외선이라는 것은 분명한 사실입니다. 남성들은 특히 외부 활동이 많고, 화장을 하지 않아 자외선으로 인한 피해가 더 큽니다. 데이 모이스처 라이저를 바른 후 자외선 차단제를 적당량 덜어 얼굴과 목에 가볍게 펴 바릅니다. 끈적이는 느낌 때문에 꺼려진다면 오일 프리의 가볍고 산뜻한 제품을 고르세요.